U0225294

中医经典古籍集成（影印本）

读过伤寒论（上）

陈伯坛 撰
李剑 张晓红 选编

SPM
南方出版传媒
广东科技出版社
·广州·

图书在版编目（CIP）数据

读过伤寒论：全3册 / 陈伯坛撰．—影印本．—广州：广东科技出版社，2018.4
（中医经典古籍集成）
ISBN 978-7-5359-6881-4

Ⅰ．①读…　Ⅱ．①陈…　Ⅲ．①《伤寒论》—研究　Ⅳ．①R222.29

中国版本图书馆CIP数据核字（2018）第045272号

读过伤寒论（上）

DUGUO SHANGHANLUN（SHANG）

责任编辑：吕　健　苏北建
封面设计：林少娟
责任校对：陈　静
责任印制：彭海波
出版发行：广东科技出版社
（广州市环市东路水荫路11号　邮政编码：510075）
http：//www.gdstp.com.cn
E-mail：gdkjyxb@gdstp.com.cn（营销）
E-mail：gdkjzbb@gdstp.com.cn（编务室）
经　　销：广东新华发行集团股份有限公司
印　　刷：广州一龙印刷有限公司
（广州市增城区荔新九路43号1幢自编101房　邮政编码：511340）
规　　格：889mm×1 194mm　1/32　印张17　字数340千
版　　次：2018年4月第1版
2018年4月第1次印刷
定　　价：398.00元（上、中、下）

目录

上

原序……三
叙言……九
序……十三
凡例……十七
目录……三一
门径……四一
图形……一一九

读法……一三一
卷一……一六三
卷二……二四七
卷三……三一五
卷四……四二一

中

卷五……五三七
卷六……六五三
卷七……八三三
卷八……九〇三

卷九……九九三
下
卷十……一〇八七
卷十一……一一一七
卷十二……一一四五
卷十三……一一九五
卷十四……一二九九
卷十五……一三七一
卷十六……一四六三
卷十七……一五〇三

卷十八……一五三九
勘误表……一五八三

读过伤寒论

（卷首至卷四）

陈伯坛　撰

据广州中医药大学图书馆馆藏民国十九年（一九三〇年）陈养福堂木刻本影印

新會陳伯壇英畦著

讀過傷寒論

貴陽吳道鎔題

中華民國十九年[illegible]二

[illegible]福堂藏版

原序

余每覽越人入虢之診望齊侯之色未嘗不慨然歎其才秀也怪當今居世之士曾不留神醫藥精究方術上以療君親之疾下以救貧賤之厄中以保身長全以養其生但競逐榮勢企踵權豪孜孜汲汲惟名利是務崇飾其末忽棄其本華其外以悴其內皮之不存毛將安附焉卒然遭邪風之氣嬰非常之疾患及禍至而方震慄降志屈節欽望巫祝告窮歸天束手受敗賫百年之壽命持至貴之重器委付凡醫恣其所措咄嗟嗚呼厥身以斃神明消滅變爲異物幽潛重泉徒爲啼泣痛夫舉世昏迷莫能覺悟不惜其命若是輕生彼何榮勢之云哉而進不能愛人知人退不能愛身知已遇災值禍身居厄地蒙蒙昧昧蠢

若遊魂哀乎今世之醫馳競浮華不固根本忘軀徇物危若冰谷至於是也余宗族素多向餘二百建安紀年以來猶未十稔其死亡者三分有二傷寒者十居其七感往昔之淪喪傷橫夭之莫救乃勤求古訓博采衆方撰用素問九卷八十一難陰陽大論胎臚藥錄并平脈辨證爲傷寒雜病論合十九卷雖未能盡愈諸病庶可以見病知源若能尋余所集思過半矣夫天布五行以運萬類人禀五臟以有五脈經絡府俞陰陽會通元冥幽微變化難極自非才高識妙豈能探其理致哉上古有神農黃帝岐伯伯高雷公少俞少師仲文中世有長桑扁鵲漢有公乘陽慶及倉公下此以往未之聞也觀今之醫不念思求經旨以演其所知各承家技終始順舊省疾問病務在口給相對斯

須便處湯藥按寸不及尺握手不及足人迎趺陽三部不參動數發息不滿五十短期未知決診九候曾無髣髴明堂闕庭盡不見察所謂窺管而已夫欲視死別生實爲難矣孔子云生而知之者上學則亞之多聞博識知之次也余宿尚方術請事斯語漢長沙太守南陽張機仲景撰

陳伯壇曰序中六百一十三字一百二十八言程郊倩謂是一篇悲天憫人文字爲醫家苦於不知病病家苦於不知醫而作吾謂當如建安紀年以迄於今一篇絫局文字爲醫家自詡爲知病病家自詡爲知醫而作程氏殆欲統一長沙之衣缽化爲萬衆之津梁其志非不甚盛無如聖人恆爲盜賊所累不必望一仲景產出無數仲景也脫令人皆可以爲岐

黃則醫門無直道矣蓋有三種世人於此其一爲當今居世之士榮勢是其生前鬼泣卽其身後其一爲今世之醫忍令二百餘生齒之繁致三分二死亡之慘其一爲各承家技之醫之似有可觀者無省疾問病之資格而口給又其代價凡此皆林立於蠢若遊魂之市日與蒙蒙昧昧者流以視死別生爲己任是猶入重泉冰谷以避災殃則不祥孰甚毋寧不自諱言其蒙昧猶有惻隱之良之流露也如其不欲賤視百年之壽命如草芥也則知人必自愛人始知己必自愛身始有愛人愛身一念頭方許讀長沙知己知人之撰著其現身說法曰尋余所集思過半矣集裏髣髴有余在殆亦交琴且夢之眞相從傷寒雜病論中顯繪而出且有上古中世之賢

聖漢代之往哲環列其旁相與探索元冥幽微變化難極之理致隱然欲與後人易地以爲天下母也箇中情狀可以想像佯之視在乎能尋之者竭其望古遙集之誠作並世而生之親炙斯過從問道之身卽我之神神與神會遂形容出當時之平脈若何辨證若何一一不啻代我平之辨之故雖千古而遙之脈證我得而平之辨之進我之不知而知者爲一境復進我之知而不知者又一境也論內曰知曰故知曰何以知見知字者僅得十八條本序則豎見病知源四字爲表率詔我正所以難我也不文以生六十六年矣蹉跎幾及五十載覺於聖道未嘗其肯綮非不藉啟竅之靈也特倮蟲三百六十而聖人爲之長下此之留神醫藥精究方術者就令

放長其歲月之光陰若朝代亦終其身於倮蟲一分子正如一蠹之微蠹有知乎哉竊以爲知醫也者不知師者也知師也者不知醫者也自有聖而不可知之仲景出而以一十九卷集大成妙能與素問八十一難諸舊本異其辭卻同其旨是卽教人從沒字句之空白處尋出字句來還向病人身上尋出有字句之書簡直是仲景全集已藏入病人十二經中矣失病人便是失仲景此等昏迷縱日日覺悟仍不免於昏迷誠以仲聖以後無上知求一才高識妙堪爲知之次者五百年而不一遇於凡醫又何責乎

敘言

余自首始從　先生遊忝以友誼而獲師資用是兼校讐之役者兩易其寒暑問余起自何時能讀仲景書則三十年來胥藉各種之注家爲讀本一本有一本之傷寒一家有一家之仲景家家自鳴爲的派聖道所以至今未大同非後人故與後人異乃仲聖迥異乎後人仲聖生而知以次學而知學焉又多在中年而後前此縱有藏修息游之暇晷何暇及於醫一旦涉獵其素所未習者轉自信爲粗觀大略而有餘故儒生通術總不免有輕易立言之誚亦精神歲月兩限之若學術同時並進如　先生者寢饋軒岐之日正葄枕圖史之年既夙業於藝文旋少諳乎方技求諸科舉時代無出其右

矣方其操刀圭者十餘載壯有室而後登賢書天不復派之入仕途者非厄也不忍以案牘之勞紛馳其閱歷特留此老以一枝好筆解傷寒蓋欲發明奧窔必屬諸深造孔孟之才故雖晚出者其書而未經人道者其辭皆由仲景不復生轉若生在唐宋以後人人得而遇諸途其人意中所造出之仲景實不肖仲景而適肖其人宜乎昌黎非三代兩漢之書不敢讀　先生則寧以近世文字寫入長沙鼻孔中探出其理致然猶三易其稾者今樂難爲古樂也又廿年　先生就陸軍軍醫學堂之聘爲總教習未幾又主任中醫夜學館於舊學院署之前是書遂存爲科本於是同人於門有專師而余則奉爲圭臬也久矣余僑寓香江函丈之隨非敢望不謂時

局多故叨於此地立程門見而知之者德之修聞而知之者學之講是又天假以喉舌之靈直呼長沙而欲出一般過門外者余惜焉維時則有撰杖侍坐昆若季深以節父勞爲念商請少收生徒有能堪以鉢覘者俾之卒業余益歎能繼
先生之志者大有人在曉滄世兄其冢嗣也字萬駒仲嗣萬鵬號里天次萬騮號京軺次萬鴻號聰雪次萬驤號昂宇五子皆能讀父書者若寶祥暨寶瑞寶琰其文孫也箕裘繞膝余更有請焉是書剞劂過半未梓者四帙之一耳盍完成之悉付攻木氏　先生曰緡錢非所吝尚有少數稾本俟修正談次以預作弁言見委余知有嬀之必昌也是書不患乎不傳爰及其家乘並傳之民國己巳年夏受業番禺鄧羲琴序

序

仲景書必跳出旁門方可讀猶乎段師琵琶須不近樂器十年乃可授防其先入爲主也亦恐告非其人也長沙當日無弟子則隔世後之薪傳可想矣漢代已無兩仲聖迄今且不得爲泥塑之神人間香火又無緣矣胡爲乎既崇拜之而竟湮沒之皆由發揮醫書者實侵略仲景之成書號召生徒者特收買仲景之信徒轉令後人不取法於書而取法乎注注與注相齟齬日出其莫衷一是之學説阻人望道之殷是注傷寒無異删傷寒觀諸周末孔子自衛返魯而後樂正兹則

先生取回唐宋以後之原書還諸仲景而後書不亡名其編曰讀過傷寒論不讀將拾人牙慧焉能一空二千年來之

窠曰就以傷寒句話釋傷寒余嘗語八日是書乃傷寒論之文瀾　先生卽張仲景之書記兩本書若作一本讀則此外如蔓藤覺有傷寒論爲之前是書宜今亦宜古有是書爲之後傷寒論宜古亦宜今也　先生聞之雖未韙余言已若孔子之不答南宮适余因之有感矣余素有請纓志卻五日於有司宦途不復記憶所難舍者中醫夜學館之光陰歷六週如一瞬從此則劍書無定所尺素問道又經年迫側聞乎君子不避九夷之陋而有絕筆之思迺詣而言曰老子挾道德經而過流沙　先生抱傷寒論而來港島何其偶也道德經有闞令尹得心傳斯相傳者久傷寒論有鄧羲琴勸後學故來學者多又其偶也獨惜是書停板在前將塵封欲舊曷若

檢出其鋟贖者若干卷踵而成之及門之責也　先生曰昔
左菊農與歐陽兆熊亦曾踵刊黃玉楸醫鈔共八種前人風
槩匪易追蹤但吾道不孤足矣濫奚取焉余本此意以白諸
同好僉謂一紙興亡所關遠大黃氏割裂傷寒如擘絮豈同
篇幅若天衣於是各出其銖圜爲書成之嚆矢一時爭先快
覩者方且欲預期購售券此固由我夜學館歷年之講義早
已不脛而走一再鈎校刊布之後尤新而益詳蓋惟經術發
爲文章悉本原於四十餘年之實驗識者正樂道其出板之
遲今復梓行之不致闕如於蠹簡又不啻爲是書種落前因
也宜貲助之功不可沒用特紀載其姓名與起後來之覽者
且愈以見同時聚首之緣非獨余一人之會逢其適則是舉

也踵成茲刻者六人番禺麥慕仁君順德余贊初君新會陸梓昌君皆素與　先生善鄧君羲琴亦　先生友也與南海李達三君新會謝端甫君同爲師事　先生者余既各得其同意六君復慨然授意於余以余侍側之日爲最多也余起言曰是舉也將與是書同壽也詎今日事乎哉梓成爰樂爲之志民國己巳歲六月受業寶安林清珊序

讀過傷寒論卷一

新會陳伯壇英畦著　男萬駒　受業鄧義琴　林清珊　仝校

凡例

一是書無所謂之例傷寒自有例開卷頭一句特書太陽之爲病次及陽明之爲病少陽之爲病太陰之爲病少陰之爲病厥陰之爲病非起例而何五字中尤以太陽二字爲凡例之頭中風傷寒爲兩腳名中風者狀太陽之發於陽名傷寒者狀太陽之發於陰陽主開太陽已開邪在外故易中風之名曰外證陰主閉太陽不開邪在表故易傷寒之名曰表證外證表證無非因太陽之開不開爲轉移於是寫不盡之太陽病誠以中風傷寒無定例傷寒五六日中風者有之傷寒中

風而得柴胡證瀉心證者亦有之惟太陽中風陽明中風少陽中風以至太陰少陰厥陰中風句句同一例太陽病欲解時陽明病欲解時少陽病欲解時以至太陰少陰厥陰病欲解時條條同一例同句復有句曰太陽傷寒者曰太陽病中風點醒太陽字欲人對於太陽見之熟同條復有條曰發於陽者七日愈曰發於陰者六日愈點醒陰陽字欲人對於太陽之陰陽辨之明夫而後三陰三陽別開其生面寫陽明少陽入太陽曰與陽明合病曰與少陽併病不載入陽明少陽篇者例在夾寫太陽病寫太陽少陽入陽明曰太陽陽明曰少陽陽明不載入太陽少陽篇者例在夾寫正陽陽明病二陽併病在太陽寫太陽在陽明寫陽明例不涉於少陽三陽

合病在陽明寫陽明在少陽寫少陽例不涉於太陽陽明三見太陽病帶寫太陽例看陽明畢竟太陽病勢無存在陽明少陽太陰具見本太陽病追寫太陽例看陽明少陽太陰畢竟太陽病勢猶存在少陽篇最特別者不另提少陽病三字少陽例當少數病不能亂將太陽種種柴胡證劃歸少陽病少陰篇最簡括者不明露傷寒二字少陰例當多數病不能泥看傷寒種種太陽證坐誤少陰病太陽病獨與厥陰無關係緣厥陰篇無屬厥陰三字徵諸一二日至四五日而厥顯非太陽有恙爲之前則六日厥陰受之不爲例厥陰病獨與少陽有關係緣厥陰篇有陽氣退三字徵諸厥三日熱三日復厥可知少陽有恙在其中則三日少陽受之不爲例凡可

例而不可例之處例益嚴是書正欲與讀過傷寒論者讀傷寒自讀例始

一傷寒毋庸註原文自爲註篇首第四條特拈出素問二語曰傷寒一日太陽受之已坐實太陽受邪矣第五條曰二三日陽明少陽證不見又坐實太陽見證不止一日矣第七條曰發於陽發於陰又曰陽數七陰數六更坐實太陽以陰陽爲應敵凡單日可以驗陽雙日可以驗陰矣可見第一條第一句明是想像手太陽以陽受病脈證若何足太陽以陰受病脈證若何之爲病三字具有遠神矣故同是脈浮也陽先浮浮在外陰先浮浮在表卽或不明言其浮曰脈緩曰脈俱緊陰陽之見端必形諸脈同是頭項强痛而惡寒也太陽從標

則惡寒之風故名中風太陽從本則惡寒之寒故名傷寒卽或見證不盡在頭項病名亦不盡曰中風曰傷寒中風久之有外證在傷寒久之有表證在卽或外證久之變爲表表證久之變爲外大都誤治使之然要不離夫從太陽之開不開上討消息此皆本論與素問現成之註腳不容節外生枝也奈何注家將太陽病三字盡行抹煞滿紙風中衛字寒傷營字或易其詞曰風中肌腠寒傷膚表原文何嘗曰風中曰寒傷乃誤會風寒先發以肆行其虐轉自誇爲能言仲聖所未言而仲聖所已言者如陰字陽字外字表字正題中最大眼目其餘數不盡之語助辭如其字自字而字此字之類莫不有虛神實義於其間注家所謂字字不能滑口讀過者彼則

滑口讀過而不自知皆由其對於神龍之首且不見必對於鱗甲更茫然無怪乎向秀欲註莊子嵇康謂此書詎復須註蓋有註在恐原書無存在亦惟有目空餘子如嵇康羣言悉被其吐棄聖道或賴以保存無如向秀之徒相接踵則是書又因有懼而作懼讀過傷寒論者未嘗專讀唐宋以前未經滅裂之傷寒

一傷寒無所謂傳經太陽第四條有為傳也三字註家遂強湊第八條再經二字作傳經豈知第四第五條兩見為不傳也四字第八條又曰使經不傳則愈是再經云者亦陽明足經之偶偏非指邪傳經也乃經傳邪又可以使之不傳也況陽明第六條明曰無所復傳就令再傳亦至中土而止傳字此

後不復見可知矣彼斤斤以傳經爲話頭者殆誤會素問二日陽明受之數語以爲有傳故有受熱論又祇有受字無傳字惟玉機眞臟論則五臟皆曰傳不云乎傳之於其所勝死於其所不勝乎如肝傳之於脾至肺而死心傳之於肺至腎而死諸臟皆逆死於傳卽難經所謂七傳相尅者死間傳相生者生也故金匱第一條曰見肝之病知肝傳脾又曰中工不曉相傳第二條曰血脈相傳壅塞不通又曰經絡未流傳臟腑卽醫治之是金匱則詔羣醫以逆傳傷寒則詔羣醫以不傳也明甚孰意註家對於金匱反不從傳臟上觀察對於傷寒偏從傳經上觀察其主營衛受邪者以營衛行其經則邪無不傳主膚表肌腠受邪者以肌膚連於經則邪不盡傳

要皆因一傳字自難自解謂邪氣傳固臆說妄有六日六病其經謂正氣傳亦臆說妄有六日六主其氣太陽篇早已提出一屬字柴胡湯服已渴者屬陽明曷嘗曰傳陽明乎陽明篇因太陽誤治致變而後轉屬陽明屬者連續之義若尾之在體故从尾凡尾太陽之後續得其病尾者謂之屬非所論於以次遞傳也無如註家先存一傳經之見讀傷寒所有屬字爲傳字所掩彼所謂能讀無字書者實未能讀有字書也是書又不得不爲熟讀傷寒論者告勿如注家泛泛讀過不可捉摸之傷寒須認定正氣之所在對照邪氣之所在息心靜氣逐句逐字讀傷寒

一原序云撰用素問九卷而不及九靈經靈樞之名起於唐晉

皇甫謐甲乙經序祇言鍼經九卷素問九卷皇帝內經十八篇卽原本也漢書藝文志亦但題內經十八篇當時靈素未分卷而素問之名已有矣仲師撰用之殆括鍼經而言但云九卷者微示燒鍼多數不適用於傷寒也難經則自六十二難至經末帶舉井滎腧經合諸鍼法以畢其緒餘亦適符仲師兼收八十一難之微旨又曰陰陽大論胎臚藥錄更明示其立證立方無非胎息於陰陽故平脈辨證可合并傷寒雜病論爲十九卷雜病論云者卽將金匱納入傷寒論中猶乎將鍼經納入素問卷中也茲刻分傷寒論爲十八卷金匱爲一卷傷寒分卷不分門金匱分門不分卷以齊一十九卷之數其原序則冠諸卷首另開卷一卷二爲一帙謬列長沙自

序之次序例目錄門徑圖形讀法附焉原文篇幅固以叔和爲定本若謂編次亂自叔和是蔑視叔和謂叔和以前必無絲毫之亂又小視叔和假令原書具在叔和何必多此一舉濫邀撰次之名林億成無已又何好於叔和而樂爲校註宜乎脩園推之爲有功千古特削其增入諸篇等諸若游夏不能贊一辭並改正二張陽明篇病人無表裏證一節分爲兩節之誤益彰其撰次之功此是脩園之善變處然亦有誤會處彼謂全論自太陽篇計至差後勞復止共得三百九十七節以爲三百九十七法可勿論皆由其拈不出難以數計之法遂拈出容易數計之節指實瘂溼暍三種爲叔和所附挂漏十六節而不計不如就以三百九十七法約略言之猶可

也長沙實則以陰陽二字爲心法知陰知陽爲眼法治陰治陽爲手法內難傷寒雜病論可以一揆貫之註家空言節中字字是法卻莫名其統系於何字則凡讀傷寒而不能作陰陽大論讀者究未曾讀叔和所讀之書

一是書非集註體裁無一句敢取材於註但求與仲聖之言詮相脗合方且尋繹內難傷寒雜病論之不暇何暇搜羅各家之學說記載各家之姓名茲刻庶幾省卻一個述字若引用內難爲傷寒註腳覺傷寒還超出內難內難復融入傷寒欲徵明其處處有來歷必以意逆志而始得若引用傷寒爲傷寒註腳覺下條卽上條之變相彼證卽此證之陪客欲徵明其筆筆有照應必互文見義而始詳則視在乎原原本本以

釋傷寒令人一目了然其理路所謂述而不作者殆如斯又可以不必聲明個述字然遲遲而未鋟板行世者曷以故緣是書底稾曾爲學堂講義當日臨時起草塗改甚多都由門人陳仿周謄正後隨卽印刷每節復備載喻嘉言黃元御陳脩園三家註式一一加以批駁特三家編次各殊則由友人梁佩賡門人何筱朗爲之彙錄又由門人趙景明繪三陰三陽圖十二幅以公諸同學凡此淵源所在縱非流傳日廣幸聞道者尚接軫而來是旣有未定稾以爲之前似毋庸亟亟有成書以爲之後也久之又覺玄草未盡愜心雖再三易之不爲煩且宜割去三家註駁另立爲一本金匱則分列雜病論二十一門亦以讀過金匱名編所有湯方必對證詳註與

傷寒相仿則是書之刻僅得仲景全書之半無何歲月不居時節如流十載幽思一朝興念於焉自獻所得付諸棗梨此後願以衰老之躬踐其未逮作一簣未成觀可也雖然是書既羞與注家爲伍難保將來無批駁是書之人如其識見高出於是書之上則非我而當者吾師也苟是我而無當正如搔癢不著之譽揚非真是我者也彼未讀過傷寒於我無加損也

讀過傷寒論

目錄
卷之首另開卷一卷二
張仲景原序
讀原序并識
敍言
序
凡例
門徑
圖形
讀法

卷之一

太陽篇豁解 計二十八節 湯方十

桂枝湯　桂枝麻黃各半湯
桂枝加葛根湯　桂枝二麻黃一湯
桂枝加附子湯　白虎加人參湯
桂枝去芍藥湯　桂枝二越婢一湯
桂枝去芍藥加附子湯　桂枝去桂加茯苓白朮湯

卷之二

太陽篇豁解 計十三節 湯方十

甘草乾薑湯　葛根加半夏湯
芍藥甘草湯　葛根黃芩黃連湯

調胃承氣湯　麻黃湯
四逆湯　大青龍湯
葛根湯　小青龍湯

卷之三

太陽篇豁解計二十五節湯方八

桂枝加厚樸杏仁湯　茯苓桂枝甘草大棗湯
乾薑附子湯　厚樸生薑甘草半夏人參湯
桂枝加芍藥生薑人參新加湯
麻黃杏仁甘草石膏湯　茯苓桂枝白朮甘草湯
桂枝甘草湯

卷之四

太陽篇豁解 計三十節 湯方十一
芍藥甘草附子湯　梔子甘草豉湯
茯苓四逆湯　梔子厚樸湯
五苓散　梔子乾薑湯
茯苓甘草湯　眞武湯
梔子豉湯　禹餘糧丸 即赤石脂禹餘糧湯為丸
梔子生薑豉湯

卷之五

太陽篇豁解 計三十四節 湯方十一
小柴胡湯　桂枝去芍藥加蜀漆龍骨牡蠣
小建中湯　救逆湯

大柴胡湯　桂枝加桂湯
柴胡加芒硝湯　桂枝甘草龍骨牡蠣湯
桃核承氣湯　抵當湯
柴胡加龍骨牡蠣湯　抵當丸
卷之六
太陽篇豁解計五十節
湯方二十五
大陷胸丸　赤石脂禹餘糧湯
大陷胸湯　旋覆代赭石湯
小陷胸湯　桂枝人參湯
文蛤散　瓜蒂散
白散　黃芩湯

柴胡桂枝湯　黃芩加半夏生薑湯
柴胡桂枝乾薑湯　黃連湯
半夏瀉心湯　桂枝附子湯
十棗湯　桂枝附子去桂加白朮湯
大黃黃連瀉心湯　甘草附子湯
附子瀉心湯　白虎湯
生薑瀉心湯　炙甘草湯
甘草瀉心湯
卷之七
陽明篇豁解　計二十九節

卷之八

陽明篇豁解計二十五節湯方五

大承氣湯　蜜煎導方
小承氣湯　豬膽汁方
豬苓湯

卷之九

陽明篇豁解計二十八節湯方五

茵陳蒿湯　梔子蘗皮湯
吳茱萸湯　麻黃連軺赤小豆湯
麻仁丸

卷之十

少陽篇豁解計十節湯方一小柴胡湯見上餘不立方

卷十一

太陰篇豁解計八節 湯方二

桂枝加芍藥湯　桂枝加大黃湯

卷十二

少陰篇豁解計二十節

卷十三

少陰篇豁解計二十五節 湯方十五

麻黃附子細辛湯　苦酒湯

麻黃附子甘草湯　半夏散及湯

黃連阿膠湯　白通湯

附子湯　白通加豬膽汁湯

桃花湯　　眞武湯加減法

豬膚湯　　通脈四逆湯

甘草湯　　四逆散

桔梗湯

卷十四

厥陰篇豁解計二十六節湯方三

烏梅丸　　當歸四逆加吳茱萸生薑湯

當歸四逆湯

卷十五

厥陰篇豁解計二十九節湯方三

麻黄升麻湯　　白頭翁湯

乾薑黃連黃芩人參湯

卷十六

霍亂篇豁解計十一節湯方三

四逆加人參湯　通脈四逆加豬膽汁湯

理中丸

卷十七

陰陽易差後勞復篇計七節湯方四

燒裩散　牡蠣澤瀉散

枳實梔豉湯　竹葉石膏湯

卷十八

痙溼暍篇豁解計十六節湯方載金匱

讀過傷寒論卷一

門徑

新會陳伯壇英畦著
男萬駒
受業鄧義琴 林清珊 仝校

寒

何謂傷寒。惡寒便是傷寒之知覺。惡寒何又惡風。太陽之陽惡風。太陽之陰惡寒。何以又風又寒。風爲百病之始。寒有寒之風。風者寒之陽。寒者寒之陰。陽主開。太陽之開病爲外。外證屬中風。陰主閉。太陽之閉病爲表。表證屬傷寒。何以又寒又熱。熱病皆傷寒之類。寒有寒之熱。發熱又覘太陽之勢力。中風固發熱。傷寒亦發熱。猶夫中風有惡寒。傷寒有惡風。

故雖發熱惡寒發於陽。。不過中風外證所自始。。不足以盡中風。。無熱惡寒發於陰。。不過傷寒表證所自始。。不足以盡傷寒。。

病

傷寒是否傳經病。。經傳則傳。。經不傳則不傳。。陽明又無所復傳。。經不傳三字有明文。。傳經二字無根據。。不傳安有六經病。。病機有轉屬不轉屬。。病情有受邪不受邪。。是否寒傷太陽則受寒。。風中太陽則受風。。太陽傷寒太陽中風有明文。。寒傷太陽風中太陽無根據。。蓋寒之風。。不同金匱中人之風。。猶夫暍之熱。。不同傷寒所發之熱。。不獨中風以太陽爲主動。。中熱亦太陽爲主動

○○不獨中風得自傷寒○○中熱亦得自傷寒○○故特書太陽中風開傷寒病之先○○特書太陽中熱尾傷寒病之後○○化

化出太陽是何氣○○寒熱二氣合為一○○氣之標即太陽○○氣之標又化為二○○寒從熱化○○化為太陽之標陽○○熱從寒化○○化為太陽之本陰○○病發於太陽之陽化○○隱隱欲動者太陽之熱○○中風外證因而熱○○病發於太陽之陰化○○隱隱欲動者太陽之寒○○傷寒表證因而寒○○特陰陽互為其消長○○苟陽化太過○○則陰化不前○○表證又轉為外○○寒亦俄而熱○○陰化太過○○則陽化不前○○外證又轉為表○○熱亦俄而寒○○

氣

風寒溼熱燥火爲六氣。在天爲歲時之氣。在人爲臟腑之氣。六臟六腑各有其六氣之一。是六氣分爲二。三陰三陽各得其六氣之二。又六氣分爲三。六腑之氣陽。三陽所從出。六臟之氣陰。三陰所從出。舉太陽以爲例。寒氣熱氣。卽太陽內蘊之正氣。陽化陰化。卽正氣外衞之太陽。太陽之勢力强。則正氣不出與邪氣爭。太陽之勢力弱。則邪氣因入與正氣爭。蓋氣者化之本。化者氣之標。化宜盛不宜衰。氣貴藏不貴露。

經

太陽病是否太陽經病。太陽有太陽之病。其經有其經之行。其行不息。烏乎病。卽到經不解。過經不解。未爲經病。若欲作再經則經傳邪。亦僅傳於無所復傳之地。使經不傳則愈。又或太陽隨經。瘀熱在裏。經水適來。熱入血室。亦病從經入。非純然經病。獨發汗則動經。亡陽則温經。與夫經脈動惕。涉於經病者其偶。假令太陽病而經亦病。則三日非剝盡太陽之陽。卽剝盡太陽之陰。何以六日復其陰。七日復其陽。惟六七日營衞之積。爲經血之充。經盡斯辟易餘邪以俱盡。是其經不特無其病。且足以藥太陽之病。

脈

脈氣是否卽經氣。以無形之六氣。合有形之赤血。入於經隧而俱化○○則化脈氣經氣如一氣○○特十二經十二其經○○亦十二其脈○○惟營行脈中○○而後聯合十二經之脈氣如一氣○○衞行脈外○○而後聯合十二經之經氣如一氣○○十二經之血不是三陰三陽○○分陰陽者經○○十二經之脈纔是三陰三陽○○合陰陽者脈○○故太陽病書脈浮不曰經浮○○書陽浮兼指脈浮○○故大太陽則語大○○病形上一太陽○○縮小太陽則語小○○脈象上一太陽○○不獨太陽然○○傷寒三日陽明脈大○○傷寒三日少陽脈小○○三日之脈可以爲三陽○○三日之脈可以爲三陰○○凡三陰三陽之病脈○○病未愈則脈未愈○○病欲愈則脈欲愈○○陰陽生則脈生○○陰陽死則脈死○○

表裏

表病是否純然是表證○○裏病是否純然是裏證○○有明明表病無表證○○有明明裏病無裏證○○有有表裏證○○有無表裏證○○有表解裏未和○○有有表復有裏○○有不在裏仍在表○○有半在裏半在外○○太陽不開病爲表○○太陽已開病爲外○○外證當解外○○表證當解表○○外不解與其外不解有分別○○表不解與其表不解有分別○○太陽解表不能攻其表○○厥陰攻表始可攻其表○○太陽救裏又復救其裏○○陽明攻裏未有攻其裏○○三陽有三陽之表裏○○三陰有三陰之表裏○○便有三陰三陽之其外其表其裏○○蓋從表面透入一層○○層層是裏○○不言裏則言內○○從裏面透出

一層。。層層是表。。不言表則言外。。此十二經陰陽離合之表裏。。若形質生成之表裏。。則十五絡之所組。。腑爲臟之表。。臟爲腑之裏。。胸爲前之表。。腹爲前之裏。。背爲後之表。。腰爲後之裏。。胸之兩旁。。表中之半表裏。。腹之兩旁。。裏中之半表裏。。由膈而腹之上部中部下部。。獨三焦爲孤腑。。從表通到裏。。由腹而四肢之中央及四旁。。亦脾爲孤臟。。從裏達到表。。傷寒祇稱陰陽之表裏。。其餘各腑各臟各部分。。則曰上曰下曰中曰內。。既不稱其表。。亦不稱其裏。。

寒熱

太陽發熱亦惡寒。。少陰惡寒反發熱。。陽明惡寒亦發熱

○○止一日惡寒○○太陰有寒無惡寒○○未有日發熱○○少陽
發熱僅一見○○未有曰惡寒○○厥陰惡寒僅一見○○其餘多
發熱○○此三陰三陽寒熱之大概○○特太陽陽明厥陰有其
熱○○其熱與其寒之比較○○不患以水潠其寒灌其寒○○特
患以水潠其熱灌其熱○○不患以承氣之屬攻其寒○○特患
以承氣之屬攻其熱○○不患以黃芩湯徹其寒除其寒○○特
患以黃芩湯徹其熱除其熱○○熱與其熱有分別○○寒與其
寒有分別○○且三陽之寒熱是陽寒陽熱○○熱者陽之陽○○
寒者陽之陰○○三陰之寒熱是陰寒陰熱○○熱者陰之陽○○
寒者陰之陰○○陰陽不可見○○可卽熱以見陽○○卽寒以見
陰○○則有發熱惡寒○○有無熱惡寒○○有裏寒外熱○○有表

熱裏寒。有大寒大熱。有中寒中熱。有往來寒熱。有多少寒熱。有反惡寒。有反惡熱。有不惡寒。有無大熱。有復惡寒。有仍發熱。有始惡寒。有後發熱。有振寒。有煩熱。有寒分之寒。有熱狀之熱。有寒實之寒。有熱結之熱。有適寒破寒。有協熱合熱。有臟寒久寒。有客熱暴熱。有手足厥寒。有表裏俱熱。有形作傷寒。有胃氣生熱。有心熱身熱足心熱。有背寒指寒手足寒。有裏有熱。有表有熱裏有寒。有胸中有熱。有丹田有熱胸中有寒。有面色有熱。有下焦有寒。有其藏有寒。有其外有熱。無非陰陽示人以寒熱。不啻惑人以寒熱。舉二證以爲例。四逆證之熱寒之熱。

白虎證之寒熱之寒。。

虛實

虛邪不能獨傷人。。與其身形。。兩虛相得。。乃客其形。。是傷寒已從虛得之。。宜乎論內虛狀不勝書。。實證最難辨。。不獨陰陽俱虛。。內外俱虛。。表裏俱虛。。纔算是虛。。有許多無形之虛。。不象有形之虛。。不獨但熱者實。。潮熱者實。。微熱者實。。難核其實。。有許多未成之實。。儼若已成之實。。實證莫多於陽明。。不實不盡之證亦莫多於陽明。。舉陽明以爲例。。本虛久虛姑勿論。。表虛裏虛姑勿論。。且論陽明之半虛實。。燥屎與燥氣有分別。。燥渴是陽明之本氣虛其半。。非純然燥屎實。。便鞕與便溏有分別。後溏是陽明之胃氣虛其半。非純然鞕便實。陽內與身外有分別。身黃是陽明之土氣虛其半。非純然陽內實。不特鄭聲始爲虛。不特譫語方爲實。大抵虛形其動闢。故陽明未實有外證。實形其靜翕。故陽明已實無表裏證。虛證似實實而浮。實證若虛實而滿。又非大滿鞕滿脹滿喘滿便爲實。不大不鞕不脹不喘之滿。或痛或不痛乃爲實。此胃家虛實之大凡。若太陽表裏實則津液和。正樂觀其實。太陰脾家實則腐穢去。亦姑聽其實。少陰寒飲之胸中實。則與太陽熱實結胸寒實結胸不同論。厥陰下利之脈反實。則與陽明煩熱脈實汗多脈實不同論。陽明胃中不虛則已。虛則胃中雖實無攻法。。少陰下焦不虛則已。。虛則下焦雖實無急下法。。是故虛病多而實病少。。治虛易而治實難。。苟或下之以丸藥。。是虛以實治。。徒然變虛爲實。。不能運實於虛。。倘或灸之以火邪。。是實以虛治。。追虛則散亂其虛。。逐實則散亂其實。。

汗

外證有汗。。表證無汗。。非另有一層無汗之表。。非復有一層有汗之外。。同是表。。發於陽則表爲開。。陽得有汗。。有汗之表謂之外。。同是外。。發於陰則外爲閉。。陰不得有汗。。無汗之外謂之表。。表證以發汗解表。。發汗宜麻黃。。外證以汗解解外。。汗解宜桂枝。。若表證轉爲外

○○解外多數用桂枝○○外證變爲表○○解表少數用麻黃○○或發汗宜桂枝○○桂枝湯可代麻黃以解表○○或汗解有麻黃○○麻黃湯且合桂枝以解外○○解外當然解其外○○亦有其外先解○○而後以法解在裏之外○○解表當然解其表○○亦有其表不解○○不能以法解在裏之表○○又非限定發汗解其表○○亦非限定汗解解其外○○須愛惜其表其外及其汗○○蓋汗爲血液○○汗之原出於陰○○汗生於穀○○汗之氣受諸陽○○又可卽陽汗以知陽○○卽陰汗以知陰○○則有汗自出○○有自汗出○○有汗不出○○有不汗出○○有反汗出○○有極汗出○○有汗出不徹○○有汗出不止○○有手足汗○○有但頭汗○○有目合則汗○○有額上生汗○○有從腰以下不得

汗。有以火熏之不得汗。有大汗小汗微似有汗。有多汗盜汗續自微汗。有反發汗。有大發汗。有復發汗。有重發汗。有强發汗。有不發汗。有可小發汗。有可更發汗。有當發其汗。有復發其汗。有因發其汗。有反發其汗。有初得病時發其汗。有復與之水發其汗。汗與邪并則曰汗。不與邪并之汗曰其汗。三陽之汗禀天氣而主外。得汗則愈者其常。汗出不解者其偶。三陰之汗禀地氣而主内。因汗反劇者其常。汗出自愈者其偶。故三陰僅一條可發汗。僅一條微發汗。其餘則曰不可發汗。三陽雖多數不可發汗。亦多數可發汗。其中有曰當須發汗。

吐

傷寒何以有吐法無嘔法。病在胸中當須吐。吐之不致重其嘔。邪高痛下故使嘔。嘔之適以重其吐。蓋吐出上焦。而趨勢在胸。無上焦不通之反響。故有物無聲爲吐。嘔出中焦。而趨勢在膈。有上焦不通之反響。故有聲有物爲嘔。何以三陽病多數嘔。三陰病多數吐。病在陽則上焦之陽不能降。中焦反逆而爲嘔。病在陰則下焦之陽不能升。上焦反脫而爲吐。何以柴胡證之喜嘔。與麻桂證之嘔逆乾嘔異。大柴胡證之嘔吐而下利。反與霍亂證之嘔吐而利同。柴胡證之苦在胸脇。苦滿宜乎其喜嘔。且自極吐下之嘔。纔是柴胡證。

非自極吐下之嘔。便非柴胡證。緣柴胡證之嘔有反抗力。非柴胡證之嘔。則無所用其反抗力。嘔與嘔有分別。因吐致吐有分別。因吐致嘔有分別。因欲吐致嘔有分別。何以有聲無物之乾嘔。又與有聲無物之噦同。乾嘔是有物而不嘔。不嘔其物嘔其聲。噦是無物之可嘔。但噦出無物之聲。噦與乾嘔有分別。因嘔致噦有分別。因吐致噦有分別。因乾嘔致吐又有別。凡此皆非吐法所宜。乾嘔噦與瓜蒂散證無涉。嘔與不嘔。吐與不吐。與瓜蒂散證仍無涉。論內吐法祇兩條。其餘瓜蒂不中與。當吐猶且曰不可吐。未吐猶且曰不可更吐。況誤吐之流弊不勝書。舉數證以爲例。有吐後腹脹滿。有吐之腹中饑。有吐之不欲近衣之內煩。有吐之不喜糜粥之食冷。又況吐狀不勝書。有頻欲吐。有自欲吐。有欲吐不吐。有欲吐復不能吐。有腹滿而吐。有氣逆欲吐。有朝食暮吐。有引食反吐。有水入則吐。有食入卽吐。有吐膿血。有吐涎沫。有吐臟寒見厥之蚘。有吐客熱不消之穀。陽病則吐傷其陽。陰病則吐動其陰。大抵溫溫欲吐。而有欝欝微煩者吐之陽。無欝欝微煩。而但溫溫欲吐者吐之陰。欲吐心煩者陰之陽。不煩自吐者陰之陰。

下

少陽太陰無下法。太陽有下無急下。陽明有下有急下

○○少陰無下有急下○○厥陰有厥應下○○無熱應下○○有利之愈○○無下之愈○○此下法之不同○○厥陰不以下爲下○○轉以利爲利尤不同○○宜乎攻下之方○○不適用於少陽太陰厥陰○○祇適用於太陽陽明少陰○○然使熱邪不結○○則太陽無下法○○胃家未實○○則陽明無下法○○胃關不閉○○則陽明少陰無急下法○○可下不可下法有別○○取下不取下法有別○○大陷胸湯則曰得快利○○其效尤捷於得下○○大承氣湯一條一服利○○其餘再服則得下○○大陷胸丸一宿下○○又轉言如不下○○無所謂之利○○小承氣湯當更衣○○又設言若更衣○○無所謂之下○○調胃承氣令微溏○○却治反溏○○不得爲泄下○○桃核承氣當微利○○並非下利○○

不得爲猛攻。抵當下血非利血。不攻而下。故所下非利。十棗快下亦快利。攻之故利。和之故下。大柴胡下之未嘗曰得下。非攻下之下。大黃黃連瀉心攻痞未嘗曰得利。非攻下之攻。凡此皆以湯下。非他藥丸藥可同語。倘以丸藥爲嘗試。則不得利今反利。以他藥爲嘗試。則利不止仍不止。大抵下之而不善。就令他藥丸藥換爲湯。不特下而且利。利之而善。就令前部後部同一湯。只有利而無下。何以本非下之。而有下利自下利。所下之物直接受邪。是邪下之利。謂之下利。所下之物間接受邪。非邪下之利。謂之自下利。論內自利下利不勝書。有必下利。有不下利。有又下利○○有大下利○○有欲自利○○有必自下利○○有欲自止○○有利必自止○○有下利至甚○○有自利益甚○○有下利清穀○○有自利清水○○有泄利下重○○有熱利下重○○有自利而渴○○有自利不渴○○有發熱下利○○有發熱而利○○有暴煩下利○○有續自便利○○有雷鳴下利○○有身踡而利○○有下利嘔吐○○有下利厥冷○○有見厥復利○○有欬而下利○○有下利譫語○○有利止血亡○○有下血血自下○○有下利便膿血○○有至五六日自利○○有厥反九日而利○○有下利爲難治○○有自利爲欲解○○此之謂下利自下利○○有下之利遂不止○○有反下之若利止○○有泄利不止○○有復利不止○○有續得下利清穀○○有下利日數十行○○有先下之而不愈

○○有病不盡復下之○○有大下之○○有數下之○○有二三下之○○有本以下之○○有下之太早○○有下之若早○○有下之則愈○○有下之爲逆○○有下之則和○○有下之則死○○有利遂不止者死○○有利不止者亦死○○下與死有關係○○不獨少陽太陰不可下○○太陽病證不罷不可下○○外證未解不可下○○喘而胸滿不可下○○陽明寒溼在裏不可下○○少陰尺脈弱濇不可下○○胸中實不可下○○厥陰諸四逆厥不可下○○脈虛復厥不可下○○陽明又六不可攻○○卽六不可下○○有乃可攻○○有乃可下○○有如其不下○○有勿令大泄下○○有止後服○○有莫更復服○○有未可與○○有不可更與○○有愼不可攻之危詞○○有導而通之之變法○○有可與少少

與之之權宜。。有當下之可下之之果決。。且有不俟終日之陽明三急下。。少陰三急下。。

渴

三承氣證無渴字。。桃核承氣證無渴字。。抵當十棗瀉心諸證無渴字。。大陷胸證無不渴字。。而渴字僅一見。。小陷胸證無渴字。。而不渴字且一見。。大小青龍獨小青龍證曰渴曰不渴。。大小柴胡獨小柴胡證曰或渴曰不渴。。白虎加人參曰大渴曰大煩渴。。白虎三證不曰渴。。五苓曰消渴曰煩渴。。豬苓二證亦曰渴。。茵蔯蒿證渴。。柴胡桂枝乾薑證渴。。白頭翁證欲飲水不曰渴。。理中證不用水又曰渴。。四逆輩證不渴。。乾薑附子證不渴。。茯苓甘草證不渴。。桂枝附子證不渴。。就如麻桂二證未嘗渴。。卽非麻桂二證未嘗渴。。渴與不渴無定情。。火氣不渴水氣渴。。火逆不渴水逆渴。。汗後固渴。。無汗亦渴。。下後固渴。。非下亦渴。。因渴致嘔。。因嘔致渴。。不嘔者不渴。。吐之不渴。。渴而後吐。。不吐者又渴。。有舌上燥而渴。。有手足温而渴。。有微熱而渴。。有微熱消渴。。有身熱而渴。。有無大熱燥渴。。有脈數而渴。。有脈浮數煩渴。。有發熱而渴不惡寒。。有病不惡寒而但渴。。有大汗後煩渴。。有汗出多而渴。。有汗出而渴有不渴。。有自利而渴有不渴。。有服小靑龍湯已而渴。。有服小柴胡湯已而渴。。有服桂枝湯渴。。有與瀉心湯渴。。有渴欲飲水屬陽明

○○有渴欲飲水無表證○○有本渴而飲水若嘔○○有大渴欲飲水數升○○有但欲漱水不欲嚥○○有意欲飲水反不渴○○有飲水則噦不能食○○有渴欲得水不能飲○○有飲水多必喘○○有飲多心下悸○○有大渴腹必滿○○有渴而口燥煩○○渴證不爲少○○異在少陽太陰無渴字○○渴證未爲多○○異在少陰厥陰有渴字○○太陰經本固無渴○○少陽火本亦無渴○○少陰虛故固然渴○○太陽虛故却無渴○○厥陰熱渴非厥渴○○陽明燥渴無實渴○○腑實以不渴爲標準○○僅一部份之渴爲獨異○○臟寒亦以不渴爲標準○○屬於氣化之渴爲特殊○○

小便

小便利其人可治。小便利其病欲解。似宜以小便利三字衹傷寒。小便復利者難治。小便利者死。又宜以小便不利四字衹傷寒。小便不利必發黃。小便自利不發黃。與其色黃。不如小便利之爲得。小便自利血證諦。小便不利爲無血。與其下血。不如小便不利之爲得。獨是眞武證一則曰小便不利。再則曰或小便利。是有水氣之小便分兩歧。大承氣證一條曰小便利。一條曰小便不利。是有燥屎之小便亦兩歧。豬苓非徒利小便。乃汗多不可與豬苓。明是愛惜陽明之小便。豬苓既利其小便。乃下後猶復主豬苓。轉不顧慮少陰之小便。小便不利則加苓。四逆散與小柴同其法。此外苓术兼加者祇一方。小便或利則去苓。眞武湯與小柴互其法。此外有苓可去者無一方。徒據小便不足爲標準。惟視津液之亡不亡。可爲小便不利之標準。津液之竭未竭。可爲小便利之標準。如其亡津液而小便不利。則守勿治之戒。津液藏。自然小便出。如其竭津液而小便自利。則守不攻之戒。津液不出。自然小便藏。況小便之情狀不一端。有小便反不利。有小便令反利。有小便少。有小便數少。有小便數。有小便當數。有當問其小便。有當利其小便。有小便自可。有小便必難。有欲小便不得。有得小便必愈。有小便色白此熱除。有小便色白不制水。有必苦裏急小便少。有知不在裏小便清。有無汗小便不利。有無汗而小便利。有被下小便不利。有發汗小便自利。有頭痛小便不利。有脈浮小便不利。有不能食小便不利。有微汗出小便不利。有口燥煩小便不利。有心下悸小便不利。有胸滿煩驚小便不利。有汗出短氣小便不利。有小便不利胸脇滿。有小便不利心下滿。有小便不利少腹滿。有小便不利腹微滿。有惡風小便難。有被火小便難。有腹滿小便難。有頭眩小便難。有面目及身黃小便難。有身及面目黃小便難。水多則小便利。陰虛則小便難。陰疼則難堪在已小便。失溲則難禁在未小便。遺尿則不知有小便。不尿則無從得小便。小便即津液之符。必津液無恙在。而後小便闕不書。大青龍白虎加參無小便字樣者。恃有津液在。陷胸十棗瀉心之屬可類推。白通通脈四逆無小便字樣者。恃有津液在。麻桂薑附理中之屬可類推。

大便

太陽陽明大便不勝書。少陽大便闕不書。太陰厥陰大便闕不書。少陰大便僅一書。少陽太陰厥陰無下法。不書大便。與可下之大便示區別。太陽陽明少陰有下法急下法。特書大便。與不可下之大便示區別。太陽少陽合病則大便變自利。陽明少陽合病則大便變下利。少陽病大便不爲利。故大便無消說。少陰不大便則已。便則非血卽膿血。非自利下利泄利卽數更衣。大便不成爲大便。與太陰厥陰異而同。是少陰例無大便鞕。惟有腹脹不大便。則宜大承氣。太陽雖多大便鞕亦惟結胸不大便。則主大陷胸。陽明多數不大便。多數便鞕與便難。却少用大承氣。大承氣爲燥屎屎鞕而設。燥屎非可想而知。徵諸矢氣而後知。屎鞕未可遽爲定。徵諸小便庶乎定。誤攻燥屎必脹滿。誤攻屎鞕必便溏。邪實其屎故鞕而燥。邪奪其穀故鞕而溏。昨鞕今溏。是初鞕後溏。鞕少溏多。是初頭鞕後必溏。有大便溏。有反溏。有大便鞕。有但鞕。有大便當鞕。有大便因鞕。有大便微鞕。有大便必鞕。有大便已鞕○○有大便復鞕○○有故令大便鞕○○有故使不大便○○有大便反易有乍易○○有大便爲難有乍難○○有不久必大便○○有明日不大便○○有欲自可之圊便○○有未定成之鞕便○○有自欲大便○○有欲似大便○○有大便自調○○有清便自調○○有續自便利○○有後必便血○○有下血乃愈○○有得屎而解○○有必有燥屎五六枚○○有不大便至十餘日○○有不更衣十日無所苦○○有不更衣內實大便難○○有不大便六七日小便少○○有六七日不大便有瘀血○○有不大便煩仍不解○○有不大便久則譫語○○有不欲食便鞕○○有不大便而嘔○○有雖鞕不可攻○○有不鞕者不與○○凡與大承氣湯取下不取溏○○獨調胃承氣曰微溏○○蓋邪從下去○○即

糜爛燥鞕而不溏。。正從下去。。必直接燥鞕而爲溏。。舊微溏且不可與梔子。。惟小柴調胃承氣與便溏無牴觸。。其餘攻下諸方不中與。。可知桃核承氣之微利。。大陷胸之快利。。微利快利非利而溏。。抵當之下血。。十棗之快下利。。下血下利非下而溏。。溏與清穀頗相類。。與穀不化不相類。。

煩躁

煩躁何以有死有不死。。煩躁之生死無標準。。惟陰先死而後死於煩。。陽先死而後死於躁。。陰陽兩死。。就令煩躁不死亦死。。陰陽未死。。就令煩躁欲死亦不死。。煩躁之見端在手足。。從手走足其狀煩。。從足走手其狀躁。。

手足是陰陽有形之煩躁。。心坎中是陰陽無形之煩躁。。其息息相通之故。。由於心合脈而脈合陰陽。。故陽不遇陰則應心而煩。。陰不遇陽則應心而躁。。獨其人發煩。。其人必躁。。其人心煩。。其人躁。。其人煩躁。。其人自有其人之現狀。。非曲繪陰陽之現狀。。其餘陰陽之煩躁不勝書。。甚且太陽結胸煩躁死。。少陰吐利躁煩死。。厥陰下利躁不得卧死。。少陰脈暴出者又煩而死。。脈不至者躁而死。。不得卧寐者煩躁死。。死字躁字反爲太陰篇所無。。緣太陰病往往繫太陽之病。。或則本太陽之病。。陰中有陽在。。宜其祇有陽之煩。。而無陰之躁。。是又三陰三陽各異其現狀。。不特煩與躁異。。虛煩與煩亦異。。反躁與躁亦異○○彌更益煩陰亦煩○○不煩而躁陽亦躁○○論內煩多而躁少○○更煩又煩○○皆不解而煩○○暴煩大煩○○皆雖煩必愈○○有病已差尚微煩○○有當先煩乃汗解○○有日暮微煩○○有半日許復煩○○有飽則微煩○○有吐之內煩○○有悸而煩○○有煩而悸○○有心煩喜嘔○○有不煩欲吐○○有心煩胸滿○○有發煩目瞑○○有譫語煩亂○○有胸滿煩驚○○有手足煩擾○○有胸脅煩滿○○有骨節煩疼○○有身體疼煩○○有心煩但欲寐○○有心煩不得安○○有虛煩不得眠○○有心煩不得卧○○有渴而口燥煩○○有靜而復時煩○○有胸中滿而煩○○有心下滿而煩○○有心中懊憹而煩○○有舌上乾燥而煩○○有身熱不去微煩○○有水漿不下心煩○○有不

吐不下心煩。。有往來寒熱心煩。。有復加燒鍼因胸煩。。有欲去衣被時自煩。。有乾嘔煩。。有煩而不嘔。。有厥逆躁。。有煩躁厥冷。。有虛煩脈甚微。。有煩躁心下鞕。。有不汗出煩躁。。有無大熱煩躁。。有咽中乾煩躁。。有繞臍痛煩躁。。有欲吐若躁煩。。有自利復煩躁。。有其躁無暫安時。。有煩躁不知痛處。。有躁煩譫語十餘日。。有晝日煩躁不得眠。。有怵惕煩躁。。有逆冷躁煩。。有煩仍不解。。有煩躁仍不解。。不解是以有煩躁。。苟煩與躁未分曉。。邉問煩躁與躁煩。。陰與陽未分曉。。邉問生煩躁。。抑死躁煩。。

痛滿

痛有痛之部分。滿有滿之部分。痛滿有痛滿之部分。舉數證以為例。大承氣證兩見腹滿痛。一條心下痛無滿字。大陷胸證必然心下痛。兩見心下滿有痛字。小陷胸證心下痛無滿字。諸瀉心證心下滿無痛字。桂枝去桂加苓朮證心下滿有微痛字。桂枝加芍藥證腹滿有時痛字。小柴胡證或腹中痛。則胸脅苦滿。十棗證引脅下痛。則心下痞鞕滿。調胃承氣證一見胸中痛腹微滿。四逆證一見體疼痛腹脹滿。獨是抵當證之小腹滿。明明熱結不曰按之痛。不涉抵當證之小腹滿。明明冷結則曰按之痛。可知滿有虛亦有實。從滿處觀察。虛實之證據形諸外。痛有陰亦有陽。從痛處觀察。陰陽之知覺在其中。則有胸滿脅痛。有咽痛胸滿。有心中結痛。有心下逆滿。有腹中急痛。有脅下鞕滿。有心下必痛。有其腹必滿。有繞臍痛。有腹都滿。有脅下及心痛。有小腹當鞕滿。有發汗後身疼痛。有發汗後腹脹滿。有發汗不解腹滿痛。有醫反下之腹滿痛。有腹中痛轉氣下趨少腹。有臟結痛引少腹入陰筋。有骨節掣痛不得屈伸。有腹滿身重難以轉側。有四肢沉重疼痛。有直視譫語喘滿。有大實痛。有內拒痛。有滿不減。有滿如故。有痛未止。有滿不去。有不知痛處。有其痛必下。有必苦頭痛。有欬必咽痛。有腹中痛欲嘔。有欲嘔胸中痛。有胸脅滿而嘔。有胸脅滿微結

○○有腹滿微喘○○有腹滿而喘○○有腹滿加噦○○有噦而腹滿○○有脈促胸滿○○有脈沉喘滿○○有汗出必脹滿○○有下之則腹滿○○有脹滿不能食○○有咽痛復吐利○○有身疼痛不可汗○○有腹微滿不可攻○○有腹滿痛者有燥屎○○有咽中痛者其喉痺○○有卓然而痛之頭○○有大滿不通之腹○○有按之石鞕之痛○○有如結胸狀之滿○○欲知痛滿與痛滿之分○○當認定柴胡證爲先例○○脅下滿痛曰柴胡湯不中與○○是柴胡證與柴胡證反比例○○但滿而不痛曰柴胡不中與○○是柴胡證與半夏瀉心證正比例○○胸脅滿而微利○○曰此本柴胡證○○柴胡證與柴胡證正比例○○胸中痛之微溏○○曰此非柴胡證○○柴胡證與調胃承氣證反比例○○

大抵有太陽柴胡證。舉凡或痛或滿諸實證可類推。最捷徑者屬陽明。無太陽柴胡證。便與可痛可滿諸實證不相若。未適用者大承氣。

厥逆

諸四逆厥不可下。下之必戕及其陽。太陽篇調胃承氣湯令微溏。且有厥愈二字。厥陰篇小承氣湯治燥屎。且無見厥二字。則厥逆之禁大承氣。固不待言。禁大陷胸十棗抵當之屬。亦不待言。獨白虎證之厥。裏無厥陰之寒。而有厥陽之熱。厥陽爲厥陰所掩。故裏面熱而表面厥。厥不盡關於寒。陰陽氣不相順接便爲厥。厥非能化爲熱。與厥相應則先厥後發熱。熱爲陽。

陽稟天氣而主外。本無所謂熱。厥爲陰。陰稟地氣而主內。本無所謂厥。無如陽退陰進。則外陰而內陽。於是乎厥。若陰退陽進。又外陽而內陰。於是乎熱。厥熱與寒熱有分別。寒熱以往來爲先後。休作之時短。厥熱以深微爲先後。休作之日長。且寒熱之熱。熱雖甚不死。厥熱之熱。雖發熱不死仍有死。除中暴熱死。無陽發熱死。畢竟死於厥者爲多數。凡病以厥逆爲可駭。有厥不止者死。有四逆冷者死。有手足逆冷不治。有手足厥冷無脈。有厥愈夜半足溫。有厥冷晬時脈還。有脈當微厥。有脈微而厥。有脈虛復厥。有脈滑而厥。有下厥上竭。有前熱後厥。有熱少厥微。

有厥少熱多○○有厥者必發熱○○有厥逆而惡寒○○有厥逆咽中乾○○有厥冷脈乍緊○○有厥逆躁不得卧○○有厥利當不能食○○有厥後發熱而利○○有身有微熱見厥○○有厥而嘔○○有厥復利○○有汗出而厥○○有但厥無汗○○有發熱而厥七日○○有厥反九日而利○○有厥五日熱亦五日○○有厥四日熱反三日○○有爲臟厥非爲蚘厥○○有先治水却治其厥○○有厥逆筋惕肉瞤○○有四逆惡寒身踡○○有吐利手足厥冷○○有脈促手足厥逆○○有額上生汗手足逆冷○○有四肢拘急手足厥冷○○有手足不厥者頭不痛○○有手足不逆冷反發熱○○有手足厥逆脈微欲厥○○有手足厥寒脈細欲絕○○有手足厥逆下部脈不至○○有手足厥冷寒邪不結胸

○○手足自温○○是不厥不逆○○手足反温○○是當厥不厥○○手冷至肘○○足冷至膝爲逆○○手冷至腕○○足冷至踝爲厥○○振振之搖○○振寒之狀○○非寒厥之狀○○蒸蒸而振○○振熱之狀○○非熱厥之狀○○

和

津液有津液之和○○津液自和○○便自汗出愈○○陰陽有陰陽之和○○陰陽自和者必自愈○○脈有脈之和○○脈自和者不死○○營衛有營衛之和○○或營氣和○○或衛不和○○營衛和則愈○○表裏有表裏之和○○脫令裏未和○○復下之則和○○或與陷胸湯令胸中和○○或與十棗湯令心下和○○胃氣有胃氣之和○○脫令胃不和○○與飲之則和○○服小柴胡湯

則胃氣因和。服小承氣湯則胃氣微和。又或胃不和而脈反和。與調胃承氣湯則脈和胃亦和。或胃不和而口中和。與附子湯則口和背亦和。傷寒總以和爲樂觀。分言之則面面當和。合言之。面面和不外陰陽和。不特脈與陰陽合爲一。卽胃氣與陰陽。亦融和如水乳。不能離之而爲二。津液營衛與陰陽。亦和會若雲龍。不能截之而爲三。且和不和必形諸於脈。脈非不藥而自和。陰陽和便是脈和。陰陽更非不藥而自和。一法有一法之和。一方有一方之和。獨營衛未和。一桂枝湯爲已足。津液未和。並桂枝湯而不書。緣太陽病非指營衛病。篇內未有寒傷營風中衛六字。營衛不足以代陰陽。治太陽毋庸治津液。原文且有亡津液勿治之二語。津液尤不足以代陰陽。

營衛津液陰陽

營衛一日一更新。從寅至申則行陽。從申至寅則行陰。津液一候一更新。自內外出其候陽。自外還入其候陰。營衛本出於陽。而行週於陰。津液本生於陰。而瀰漫於陽。蓋中焦之汁之赤血。合淸陽而化營。出於上焦則爲衛。五臟之血之泌汁。合濁陰而化液。入於六腑則爲津。於是淸陽實四肢。營衛爲之使。濁陰歸六腑。津液爲之存。營衛用以補助其經血。經血七日一更新。與營衛異名而同類。津液所以升降其汗溺。

汗溺一日幾更新。與津液同源而異流。凡此皆陰陽之保障。最貴者是陰陽。假令以陰陽之稱稱營衛。則營陰而衛陽。非營衛之外無陰陽。以陰陽之稱稱津液。則液陰而津陽。非津液之外無陰陽。陰陽半歲一更新。病在陽。三陽盡則三日一更新。病在陰。三陰盡亦三日一更新。長沙以更新陰陽爲手眼。叮嚀於亡陽。言外卽叮嚀於亡陰。故營衛非不愛惜。推愛惜陰陽之心而及於營衛。津液非不愛惜。推愛惜陰陽之心而及於津液。且推愛惜陰陽之心而經血而汗溺。

陰陽

冬至一陽生。生而旺者陽之氣。半歲而陽氣盡。夏至一陰生。生而旺者陰之氣。半歲而陰氣盡。陽同而氣不同。陽氣之名凡三易。陰同而氣不同。陰氣之名凡三易。冬至後六十日少陽起。一陽之稱曰少陽。雨水後六十日陽明旺。二陽之稱曰陽明。穀雨後六十日太陽旺。三陽之稱曰太陽。夏至後六十日太陰旺。三陰之稱曰太陰。處暑後六十日少陰旺。二陰之稱曰少陰。霜降後六十日厥陰旺。一陰之稱曰厥陰。此卽三陰三陽主氣之期。三陽主氣。病三陽。恐過於陽。病三陰。恐不及於陰。三陰主氣。病三陰。恐過於陰。病三陽。恐不及於陽。而陽不離夫陽數七。七日期諸陽。陰不離夫陰數六。六日期諸陰。已出之六七日。是過經之陰陽。僅及之六七日。是到經之陰陽。既竟之六七日。是盡經之陰陽。五日爲一候。再候之二日。是七是二之陰陽。再候之一日。是六是一之陰陽。兩候爲合十。再候之十三日。是六是七之陰陽。再候之十餘日。不止是六是七之陰陽。而尤不離夫晝以行陽夜以行陰。從寅至申謂之晝。從申至寅謂之夜。寅卯辰。初出之陽。猶直接過去之陰。少陽之病衰於寅解於辰。巳午未。當中之陽。又直接未來之陰。太陽之病衰於巳。解於未。申酉戌。日晡之陰。又直接過去之陽。陽明之病衰於申。解於戌。亥子丑。將盡之陰。幾及於晝之陽。太陰之病衰於亥。解於丑。子丑寅。垂盡之陰。巳及於晝之陽。少陰之病衰於子。解於寅。丑寅卯。既盡之陰。多半是晝之陽。厥陰之病衰於丑。解於卯。而尤不離夫一爲陽。二爲陰。傷寒二之陰。中風一之陽。傷寒中風二而一。卽陰而陽。太陽病二日反躁。則陰日而無陽。陽明病一日惡寒。則陽日而似陰。太陽受病之一日。雖陰而有陽。少陰得之一二日。先陽而後陰。厥陰一二日至四五日。陽而陰復陰而陽。病陽治以陰。桂枝稱二稱其陰。病陰治以陽。麻黃稱一稱其陽。病無陽治以陰之陽。越婢稱一稱其體陰而用陽。一之積而三而五而七而九。亦盡天數五以期陽。非限定一太陽二陽明三少陽。二

之積而四而六而八而十。。亦盡地數五以期陰。。非限定

四太陰五少陰六厥陰。。

三陰三陽

太陽陽明少陽爲三陽。。太陰少陰厥陰爲三陰。。三陽之上寒燥火。。三陰之上溼熱風。。三陽之中見三陰。。三陰之中見三陽。。此在天之六氣。。因有在地之五行。。因有在人之五臟五腑。。腑爲陽。。陽五行生諸腑。。臟爲陰。。陰五行生諸臟。。故寒同而水不同。。膀胱壬水腎癸水。。熱同而火不同。。小腸丙火心丁火。。燥同而金不同。。大腸庚金肺辛金。。溼同而土不同。。胃戊土脾己土。。風同而木不同。。膽甲木肝乙木。。於是腑與腑合化三陽。。臟

與臟合化三陰。中見之陰。從化夫陽。中見之陽。從化夫陰。膀胱小腸化寒中有熱之太陽。心與腎化熱中有寒之少陰。熱在上爲手太陽手少陰。寒在下爲足太陽足少陰。大腸與胃化燥中有溼之陽明。脾與肺化溼中有燥之太陰。燥在上爲手陽明手太陰。溼在中亦爲足陽明足太陰。三焦與膽化火中有風之少陽。肝與心包化風中有火之厥陰。火在上爲手少陽手厥陰。風在下爲足少陽足厥陰。然而五腑無三焦。六腑有三焦。五臟無心包。六臟有心包。則三焦心包一問題。五氣無少陽之上之火。六氣有少陽之上之火。在天熱而在地反爲火。在天火而在地不爲火。則熱與火一問題。

不知少陽雖離成於三焦而屬於腎。火爲蟄藏之火。在天之熱可見而火不可見。少陰之熱可以賅相火。少陽又起於腎而出現於三焦。火爲游行之火。在地之熱不可見而火可見。少陽之火正以代君火。火與熱合二而一。火與熱分一而二。心包與心生於火。實賦質於少陽。少陽特虛其位以位君火。君火乃無形之眞心。君火藏於坎。則心在腎。七節之旁亦有心。君火見於離。則心在心。方寸之地如一心。是六臟以心爲最隱。心包得有心主之名。以其代君以行令。有心不可無心包。五臟以心爲獨尊。心包不過使臣之列。不敢與君以同稱。舉心可以賅心包。三焦生於火。復還化爲少陽。少陽又自虛其位以相君火。一易而爲坎中之少陽。坎水不能焦少火。少火之氣所以壯。水道自能焦壯火。壯火之氣所以衰。是少陽起則三焦之名義符。網膜相連之處。皆火氣游行之範圍。三焦遂稱爲孤腑。腑在氣街是三焦。少陽藏則三焦之名義晦。水道通調之處。乃臟腑相連之範圍。三焦無殊於五腑。腑之與合卽三焦。然而膀胱小腸之効用。不專屬諸太陽。心腎之効用。不專屬諸少陰。大腸胃之効用。不專屬諸陽明。脾肺之効用。不專屬諸太陰。三焦膽。心包肝之効用。不專屬諸少陽厥陰。則六腑六臟一問題。三陰三陽一問題。不知陰陽生於二腎。水火互動而生陽水火互靜而生陰。右腎其用陽。左腎其用陰。少陽起化於一陽。厥陰起化於一陰。陽明被化於二陽。少陰被化於二陰。太陽被化於三陽。太陰被化於三陰。三陽與六腑相離合。三陰與六臟相離合。蓋六腑之中有六氣。六氣之標即三陽。六臟之中有六氣。六氣之標即三陰。陰陽之相生。若三畫之成爻。臟腑之相生。以五行爲一候。五行之生始於木。木生火而火生火。一火一氣一陰陽。火生土而土生土。一土一氣一陰陽。土生金而金生金。一金一氣一陰陽。金生水而水生水。一水一氣一陰陽。水生木而木生木。一木一氣一陰陽。宜乎臟腑之六氣不可勝用。三焦與心包分二火。還其氣於一陽。化半氣爲厥陰。肝與膽分二風。還其氣於一陰。化半氣爲少陽。大腸與肺分二燥。還其氣於二陽。化半氣爲太陰。心與小腸分二熱。還其氣於二陰。化半氣爲太陽。膀胱與腎分二寒。還其氣於三陽。化半氣爲少陰。脾與胃分二溼。還其氣於三陰。化半氣爲陽明。是臟腑有錯綜陰陽之妙用。有更始陰陽之妙用。非六腑之方面卽三陽。非六臟之方面卽三陰。太陽本寒而中熱。熱多於寒其標陽。少陰本熱而中寒。寒多於熱其標陰。陽明本燥而中溼。燥多於溼其標陽。太陰本溼而中燥。溼多於燥其標陰。少陽本火而中風。火多於風其標陽。厥陰本風而中火。

風多於火其標陰○○標陽上陽而下陰○○標陰下陰而上陽○○標陽之陰接標陰○○標陰之陽接標陽○○陽主外○○六腑之氣降○○而後陽不過於升○○陰主內○○六臟之氣升○○而後陰不過於降○○臟氣腑氣互爲其升降○○三陰三陽亦互爲其升降○○陰陽本氣於臟腑○○亦還其氣於臟腑○○三陽雖盡○○留無盡者陽之氣○○三陰雖盡○○留無盡者陰之氣○○六氣終而始○○斯陰陽剝而復○○是陰陽有保存六氣之妙用○○有取償六氣之妙用○○陰陽與六氣之分○○氣與化之分○○六氣與臟腑之分○○氣與質之分○○然而天地之六氣○○人患之○○謂之六淫○○謂之六賊○○人身之六氣○○人不患之○○謂之陽氣○○謂之陰氣○○則天地之六氣一 問題

。人身之六氣一問題。不知治熱逆以寒。人身之寒。所以遠天地之熱。治寒逆以熱。人身之熱。所以遠天地之寒。治溼逆以燥。燥所以遠溼。治燥逆以溼。溼所以遠燥。治風從以火。火所以遠風。治火從以風。風所以遠火。寒又不遠寒。熱與寒相得則耐寒。熱不遠熱。寒與熱相得則耐熱。燥不遠燥。溼與燥相得則耐燥。溼不遠溼。燥與溼相得則耐溼。火不遠火。風與火相得則耐火。風不遠風。火與風相得則耐風。要皆有陰陽以爲之護。寒非極於如冰之寒。熱非極於如炭之熱。熱在皮膚失其寒。寒在骨髓失其熱。寒在皮膚不互熱。熱在骨髓不互寒。如是則祇有寒熱二氣無太陽。。祇有熱寒二氣無少陰。。無太陽則三陽不可問。。六腑之氣不成陽。。無少陰則三陰不可問。。六臟之氣不成陰。。此自外生成之六氣。。不同於本氣中氣合化成三陽。。本氣中氣合化成三陰。。而後從手走頭從臟走手氣之陽。。推而滿之化之陽。。從頭走足從足走腹氣之陰。。推而滿之化之陰。。人身之陽與天地相習慣。。天地非盡無道之三陽。。人身之陰與天地相習慣。。天地非盡無道之三陰。。大寒至京蟄厥陰風。。非盡初之氣爲賊風。。春分至立夏少陰熱。。非盡二之氣爲淫熱。。小滿至小暑少陽火。。非盡三之氣爲賊火。。大暑至白露太陰溼。。非盡四之氣爲淫溼。。秋分至立冬陽明燥。。非盡五之氣爲賊燥。小雪至小寒大陽寒。非盡六之氣爲淫寒。寒可以堅物。不能立招天地之寒。輸入人身之熱。熱可以蒸物。不能立招天地之熱。輸入人身之寒。燥可以乾物。不能立招天地之燥。輸入人身之溼。溼可以潤物。不能立招天地之溼。輸入人身之燥。火可以溫物。不能立招天地之火。輸入人身之風。風可以動物。不能立招天地之風。輸入人身之火。人身對於天地。從其氣則和。違其氣則病。天地對於人身。當其位則正。非其位則邪。三陰三陽。天與人屬公共之美名。非必客勝而主負。六淫六賊。人與天有相因之惡感。非必有慘而無舒。然而太陽病寒。不止太陽病寒。陽明少陽太陰少陰厥陰亦病寒。太陽不止病寒。時而病燥病火病溼病熱病風不病寒。時而病燥病火病溼病熱病風實病寒。則寒邪緣何而波及於六經一問題。諸邪緣何而集矢於太陽一問題。不知患不在寒邪之爲病。而在太陽之爲病。在陽明少陽之爲病。太陰少陰厥陰之爲病。非邪傳三陽。三陽始爲病。非邪傳三陰。三陰始爲病。皆三陽受之。三陰受之。有受而不辭。是以病。皆三陽得之。三陰得之。有得而不失。是以病。有時陽明少陽不見病。而經或傳邪。謂之再經。無所謂邪傳一經又一經。使經不傳則愈。有時太陽少陽當解病。而邪無定證。謂之壞病。無所謂病在何經得何證

○○隨證治之則止○○再經壞病者其偶○○太陽病證不罷者其常○○有一面病見兩面病○○謂之太陽與陽明合病○○太陽與少陽合病○○陽明與少陽合病○○又一面病見三面病○○或陽明方面上之三陽合病○○或少陽方面上之三陽合病○○又兩面病僅見一面病○○謂之太陽與少陽併病○○或太陽方面上之二陽併病○○或陽明方面上之二陽併病○○又太陽之方面轉陽明○○是屬陽明○○轉少陽○○是屬少陽○○太陽之方面轉太陰○○是屬太陰○○轉少陰○○是屬少陰○○令太陽之病不能出○○是入少陽○○令太陽之病不能去○○是繫在陽明○○是繫在太陰○○卽不繫不屬亦有陽明病○○陽明直接傷寒曰中寒○○不因轉屬纔是厥陰病○○厥陰

直接傷寒因臟寒。。不因轉屬又有三陽病。。陽明中風少陽中風非轉屬。。不特太陽中風有明文。。不因轉屬又有三陰病。。太陰中風少陰中風非轉屬。。不特厥陰中風有明文。。中風是發於陽。。陽在上。。手三陰三陽與邪相直接。。無待於轉屬。。傷寒是發於陰。。陰在下。。足三陰三陽與邪多間接。。須待於轉屬。。獨陽明居中而物歸。。故有中寒有轉屬。。獨厥陰應下而上僭。。故有傷寒無轉屬。。宜乎陽明爲病不傳病。。厥陰爲病且進病。。夫曰進曰爲。。曰屬曰繫。。曰合曰併。。曰入曰受曰得而不曰傳。。此即解决六經傷寒之問題。。並可以解決傷寒無傳經之邪之問題。。傷寒冠首曰太陽。。入寇在太陽之爲病。。金匱開宗曰上工。。發問在上工治未病。。金匱先見肝之病。。傷寒先見頭項病。。傷寒互文曰中風。。曰傷寒。。金匱大書曰風生物。。風害物。。金匱曰客氣邪風。。中人多死。。中人之風何其劇。。傷寒曰風家表解。。十二日愈。。風家之病何其微。。金匱變遷在經絡與臟腑。。傷寒終始是厥陰與太陽。。故風中於前。。寒中於暮。。溼傷於下。。霧傷於上。。隸金匱。。不隸傷寒。。而剛痙柔痙曰太陽。。中溼溼痺曰太陽。。中暍中熱曰太陽。。風水皮水黃汗肺脹曰太陽。。隸金匱。。仍有隸傷寒。。金匱紀太陽之病祇有此數。。傷寒紀太陽之病尚不在此例。。非諸邪獨薄於太陽。。惟太陽爲能與外邪相頡頏。。假令太陽不病痙。。剛痓柔痓無從病太陽○○太陽不病溼○○風溼溼痺無從病太陽○○太陽不病暍○○熱暍冷暍無從病太陽○○太陽不病水○○風水皮水無從病太陽○○無如如柔痓狀是傷寒○○太陽受寒兼病痓○○風溼相搏亦傷寒○○太陽受寒兼病溼○○表裏俱熱亦傷寒○○太陽受寒兼病熱○○心下有水亦傷寒○○太陽受寒兼病水○○痓病溼而燥○○太陽轉代陽明以病燥○○溼病風而溼○○太陽轉代太陰以病溼○○暍乃暍之熱○○太陽轉代少陰以病熱○○水乃寒之水○○太陽又自代寒水以病水○○故傷寒所致有痓溼暍三種○○太陽自病有風水皮水黃汗肺脹四種○○水從裏以走皮膚○○非外邪之導綫○○與因火爲邪有分別○○寒從外以襲毫毛○○正諸邪之導

綫。。與風長百病無甚別。。特虛邪不能獨傷人。。其幾必太陽爲先動。。病發於陽。。手太陽之先幾患中風。。病發於陰。。足太陽之先幾患傷寒。。蓋送寒而至者謂之風。。協燥協溼協熱而至者中風亦傷寒。。此卽解決太陽錯雜諸邪之問題。。並可以解決太陽傷寒太陽中風。。而非寒傷太陽風中太陽之問題。。然而金匱載中風不載傷寒。。傷寒載傷寒又載中風。。則傷寒金匱之中風。。類不類一問題。。傷寒載少陽證不及太陽陽明之半。。太陰證不及少陰厥陰之半。。則少陽太陰之傷寒。。略不略一問題。。不知人因風氣而生長。。人在天地之氣中。。卽在天地之風中。。氣行風自行。。八方之風皆虛風。。風行氣自行。。

兩間之氣皆空氣。惟氣可以形容夫虛風。氣覺人以風
。遂覺其爲寒之風。熱之風。燥之風。溼之風。火之
風。風之風。惟風可以形容夫空氣。風覺人以氣。遂
覺其爲風之寒。風之熱。風之燥。風之溼。風之火。
風之風。氣遂化爲風。氣之標卽是風。則三陽之標陽
。直可名之曰陽風。三陰之標陰。直可名之曰陰風。
風遂化爲氣。風之陰陽卽是氣。則風之陽。直可目之
爲標陽。風之陰。直可目之爲標陰。傷寒之中風。是
中寒氣之標陽。不明言其以入之標陽中標陽。故名之
爲中風。金匱之中風。是中客氣之大風。不能別其爲
天之本風與標風。故寶之曰中風。金匱中陰邪之風。

合寒溼爲一類。雖互見於傷寒。究非傷寒所謂風。傷寒中陽邪之風。合熱燥火爲一類。雖互見於金匱。究非金匱所謂風。傷寒六經非傷寒卽中風。凡傷寒皆傷寒之寒。凡中風皆中寒之風。而寒不必泥其寒。陰而靜者謂之寒。發於陰之代詞曰傷寒。風不必泥其風。陽而動者謂之風。發於陽之代詞曰中風。蓋窮陰陽之變。則以風寒溼熱燥火爲實驗。不獨驗在風與寒。紀陰陽之名。則凡風寒溼熱燥火爲虛稱。不獨稱在寒與風。太陽書傷寒者四十九。中風十一。陽明書傷寒者十一。中寒二。中風三。少陽書傷寒者四。中風一。太陰書傷寒者一。中風一。少陰不書傷寒。中風一。

厥陰書傷寒者二十二。中風一。陽明以下中風自中風。傷寒自傷寒。不書中風卽傷寒。不書傷寒非中風。太陽則中風傷寒不絕書。不書傷寒。可作傷寒觀。不書中風。可作中風觀。而獨不能作傷寒之中風觀金匱。作金匱之中風觀傷寒。太陽陽明之隙是少陽。少陽寔間於兩大。少陰厥陰之前是太陰。太陰宛在乎中央。少陽脈小陽氣小。不去而入陰者僅一綫。太陰陽弱胃氣弱。不寒而四逆者僅一綫。頭痛發熱屬少陽。忽而無大熱者亦少陽。大小柴胡未必中與之。腹滿時痛屬太陰。俄而大實痛者亦太陰。芍藥大黃且曰宜減之。豈非少陽有餘地以病太陽。反無餘地以受病。本太陽病入少陽。是依然太陽病。太陰縱有餘地以受病。亦留餘地以病太陽。本太陽病屬太陰。是仍有太陽病。卽轉屬少陽又屬胃。不能指定屬少陽。繫在太陰則實脾。未嘗明言屬太陰。不屬少陽則已。屬之則祇有三陽爲盡之一陽。不屬太陰則已。屬之又適成其臟有寒之三陰。是少陽只可爲太陽忙。少陽長於轉。能轉太陽之不轉。太陰只可爲太陽忙。太陰善於開。能開太陽之不開。少陽太陰不獨爲太陽忙。轉裏證爲外向。經經受賜於少陽。開陰道以見陽。經經託庇於太陰。可見一陽乃六氣之春。三陰寔五行之母。經經病與少陽有休戚。厥陰證之除中與下利。尤足以死少陽。

經經病與太陰有休戚○○少陰厥陰之下利清穀○○尤足以亡太陰○○故厥陰病無異少陽病○○少厥病無異太陰病○○又況太陽被火○○陽明被火○○火邪必殃及於少陽○○太陽被溼○○陽明被溼○○溼邪必殃及於太陰○○凡太陽陽明病髣髴有少陽在○○少陽無表○○在太陽之半表○○少陽無裏○○在陽明之半裏○○凡太陽陽明病髣髴有太陰在○○太陽主表太陰裏○○匹耦而表裏○○陽明爲表太陰裏○○中見亦表裏○○少陽外解太陽之半表○○外解陽明之半裏○○太陰內助太陽以解外○○互助陽明以解裏○○無如少陽往往無力以解厥陰病○○僅有微力以解少陰病○○太陰往往無力以解少陰病○○僅有微力以解厥陰病○○少陽祇剩一畫之

陽。轉瞬卽未來之陰。則易盡者是少陽。太陰忽成三晝之陰。囘首又過去之陽。則易動者是太陰。

經脈

三陰三陽之通稱曰六經。手足三陰三陽之通稱曰十二經。六腑六臟之通稱亦曰十二經。以是二是一言之。自是手太陽與少腸爲一經。足太陽與膀胱爲一經。以是一是二言之。自是小腸爲手太陽之腑。手太陽爲小陽之經。膀胱爲足太陽之腑。足太陽爲膀胱之經。以次類推。三陰三陽。六臟六腑。不外乎十二經。經字不過劃清臟腑陰陽之部分。故太陽病亦謂之太陽經病。三陰三陽病亦謂之六經病。若將太陽病撥入經分病。經無有不行。行盡三陰三陽之經。勢必傳盡三陰三陽之經。無怪乎强爲之解者有三說。一謂邪氣一日一周經。邪傳而病不盡傳。一謂六氣六日一周經。氣傳而經不盡傳。一謂一日一傳。盡十二日爲有定之傳。出十三日爲不盡之傳。安有一日傳遍六經。而病形不具之理。亦無六日傳遍六氣。而病形不具之理。更無日久尚傳之又傳。而病形不具之理。要皆泥六經爲過渡餘邪之捷徑。一面懸付邪氣之必傳。一面僥倖邪氣不盡傳。傷寒論直作傳經論。豈知經血不能替代陰陽病。脈象乃顯出陰陽病。與其謂之病在經。不如謂之病在脈。經者血之川。脈者血之府。三陰三陽融入經血之中○○謂之脈○○所謂搏而勿浮○○命曰一陽○○一開一闔一樞皆一氣之陽○○初不覺其爲一陽二陽三陽○○搏而勿沉○○命曰一陰○○一開一闔一樞皆一氣之陰○○初不覺其爲一陰二陰三陰○○此無病之陰陽○○可與六腑並稱爲三陽○○可與六臟並稱爲三陰○○病則勿浮者浮○○陽浮故脈浮○○勿沉者沉○○陰沉故脈沉○○脈浮却非經浮○○脈沉却非經沉○○陽脈歸經則勿浮○○陰脈歸經則勿沉○○是雖變見三陰三陽之病脈○○而經血之伏行則如故○○苟非變見三陰三陽之病脈○○則經脈之伏行又如故○○宜乎傷寒不書三陽之經病○○特書三陽之爲病○○不書三陰之經病○○特書三陰之爲病○○然而人生於六氣而死於六經○○假

令經行七日不愈其發於陽。經行六日不愈其發於陰。則再經過經到經隨經。皆常度之愆。適以延長其傷寒。如其服藥不解衄乃解。經血庸或解傷寒。如其他藥不愈下血愈。經血庸或愈傷寒。如其吐血唾血清血便血。與夫有血。血少。內有久瘀血。徒留此不了了之傷寒。淋家。瘡家。衄家。汗家。亡血家。咽喉乾燥者。發汗則與經血有連帶之關係。故血上竭有强發汗之懲。血難復有不可灸之訓。因愛惜經血。愈難視其傷寒。而刺期門之血則瀉其實。攻下焦之血則下其瘀。因重視傷寒。寧割愛其經血。且經病自有明文。經水適來。先熱其經。經脈動惕。久瘻其經。發汗身搖。。已動其經。。自汗亡陽。。未溫其經。。舉數證以爲例。。可曉然於三陰三陽病。。少數經亦病。。多數經不病。。就令陽經病仍然病在陽。。陰經病仍然病在陰。。未有三陰三陽受病而不病。。竟移其病於未嘗受病之經。。則泥言經而主病賓病之界綫反不明。。不如實而言之曰證。。切而言之曰脈。。可以括三陽之病連於經。。連於腑。。或且連於臟。。可以括三陰之病連於經。。連於臟。。或且連於腑。。蓋證卽十二經流露出三陰三陽。。脈卽三陰三陽流露於十二經。。經與脈又一而二。。脈與證又二而一。。則且申言經與脈之異同。。並推言脈與證之異同。。十二經中皆有動脈。。換言之則十二經中有陰陽。。陰陽動故脈動○○脉資始於動○○而流動於行○○有營氣行脉中○○則動中之行○○有衛氣行脉外○○則行中之動○○經氣本行而非動○○脉氣動之則且行且動○○脉氣本動而未行○○經氣行之則且動且行○○晝夜之行五十度○○本無所謂經○○三陰三陽別之別爲經○○定息之動十二時○○本無所謂脉○○營氣衛氣摶之摶成脉○○十二經便有十二脉○○脉行行周其本經○○他經之脉一齊行○○十二經非有十二血○○血行行周十二經○○入脉之血次第行○○經血是營衛之羨餘○○營衛過而化○○經血存而神○○脉氣是陰陽之太素○○經血合脉兩而化○○陰陽合脉一而神○○脉之呈現不一端○○證之呈現不一端○○證之正面之反面○○背面側面○○半面片面

○○上面中面下而○○面之外面之表面○○底之仰面之覆面○○不止此之方面仍多端○○脈之陰象之陽象○○陽而陰象○○陰而陽象○○陰陽俱見象○○與陰陽但見象○○表象裏象○○虛象實象○○有與無象○○順與逆象○○絕與還象○○生與死象○○寒之寒寒之風象○○風溼熱燥火之本象而寒象○○不止此之現象仍多端○○且一脈而數證○○證同而脈異者又多端○○言證不及脈○○證詳而脈畧者又多端○○脈之狀態較爲簡○○證之狀態何其煩○○不知傷寒爲曲繪三陰三陽○○故兼繪三陰三陽之證○○爲繪不盡三陰三陽之證○○故兼繪三陰三陽之脈○○知之而不能言者三陰三陽○○自有言之而不能盡者三陰三陽之脈證○○證脈悉具○○是顯

示人以可望可聞可問可切之陰陽。。證脈不悉具。。又隱
示人以難望難聞難問難切之陰陽。。傷寒句句非論陽即
論陰。。卽無字句之處。。無非莫可言狀之三陽。。莫可言
狀之三陰。。知陽者知陰。。知陰者知陽。。平脈三十字。。
字字是陰陽。。數脈五十息。。息息是陰陽。。三百九十七
法。。法法是陰陽。。一百一十三方。。方方是陰陽。。

讀過傷寒論卷一門徑終

太陽太陰對待之圖

第一圖

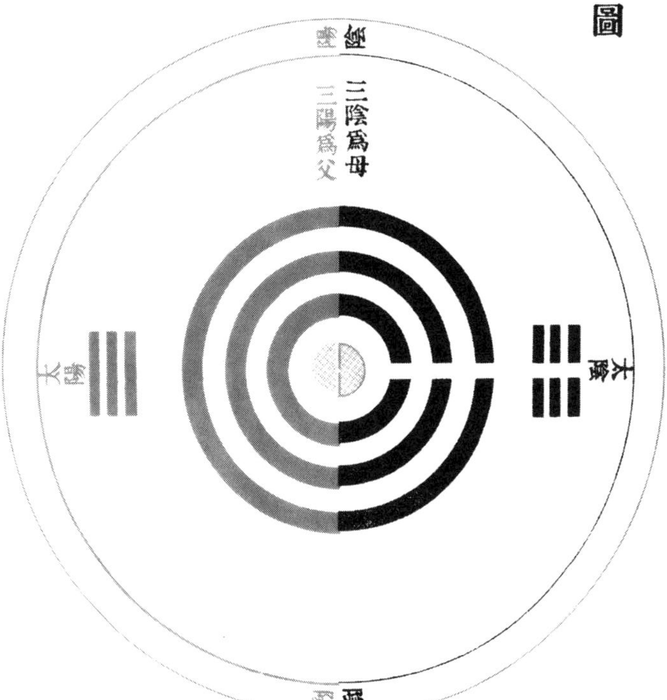

陽病治以陰，陰病治以陽，識對待而後識治法

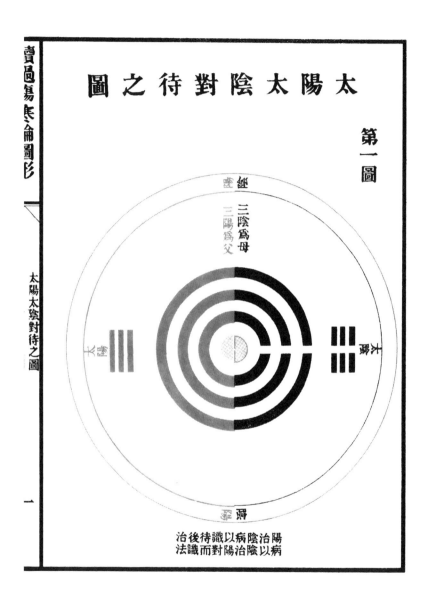

陽明少陰對待之圖

第二圖

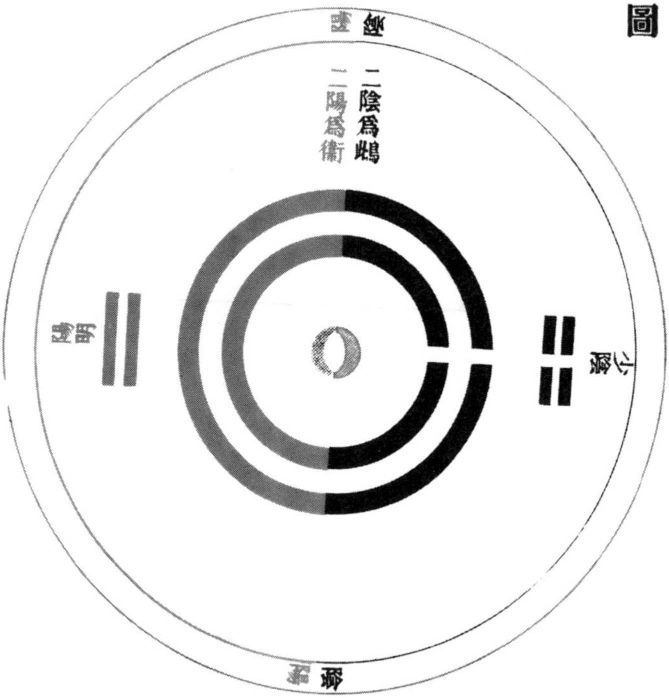

少陽厥陰對待之圖

第三圖

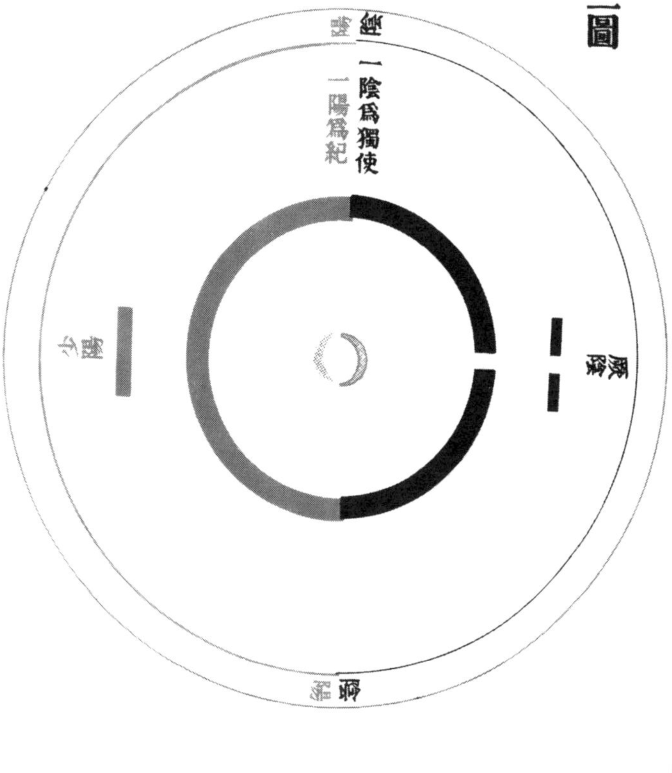

太陽少陰底面之圖

第四圖

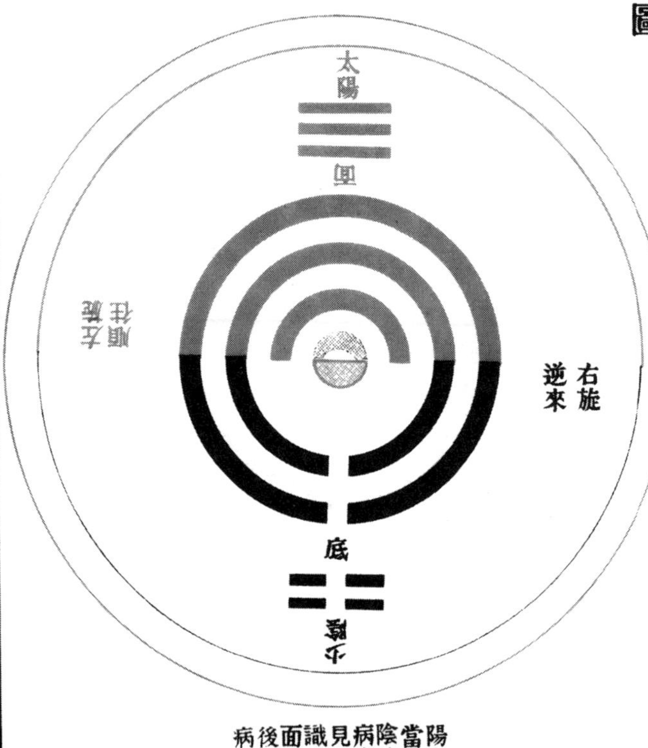

陽病當見陰陰病當見陽識底面而後識病形

陽明太陰底面之圖

第五圖

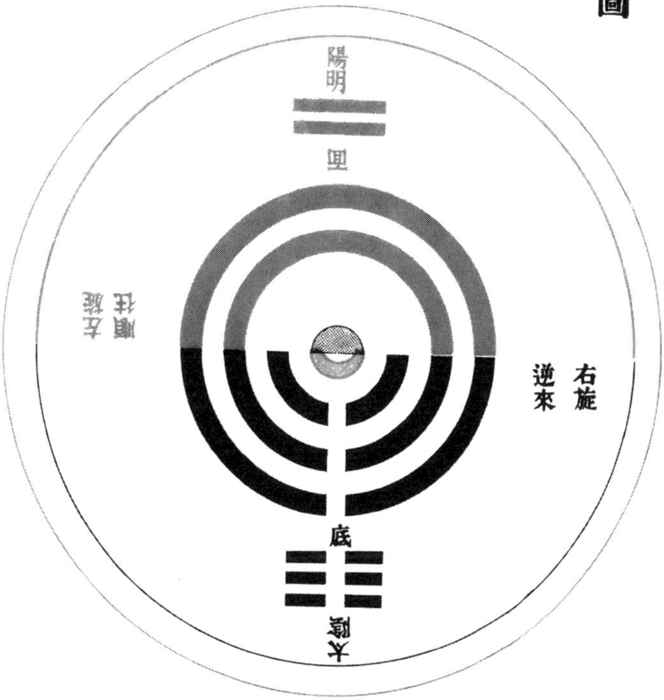

少陽厥陰底面之圖

第六圖

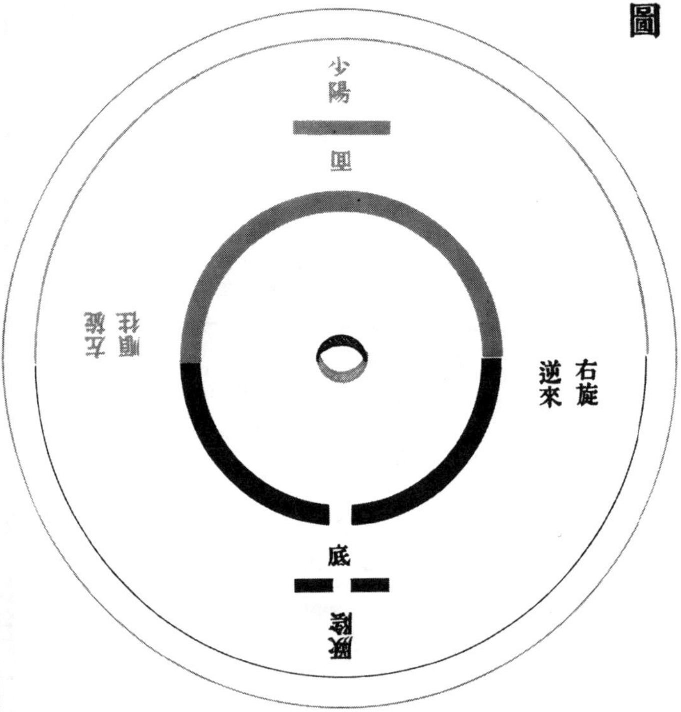

太陽少陰標本中見之圖

腎與膀胱相表裏同賦於在天之寒心與小腸相表裏同賦於在天之熱太陽少陰交換其寒熱於是太陽本寒而中熱少陰本熱而中寒所謂本之下中之見者於太陽之中便見少陰之熱於少陰之中便見太陽之寒以少陰分半熱於太陽小腸遂爲手太陽所自有太陽分半寒於少陰腎臟遂爲足少陰所自有所謂見之下氣之標者壬水丙火二氣合化成太陽之標陽丁火癸水二氣合化成少陰之標陰也餘倣此

第七圖

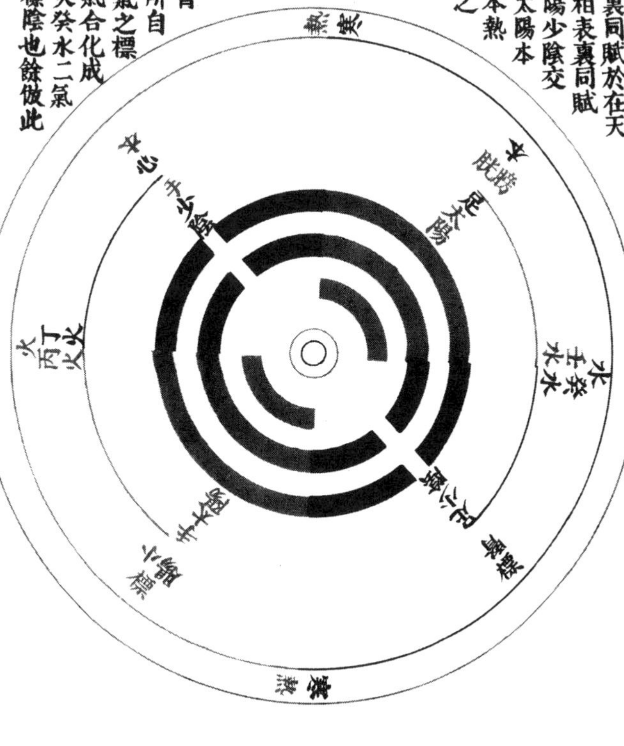

陽明太陰標本中見之圖

第八圖

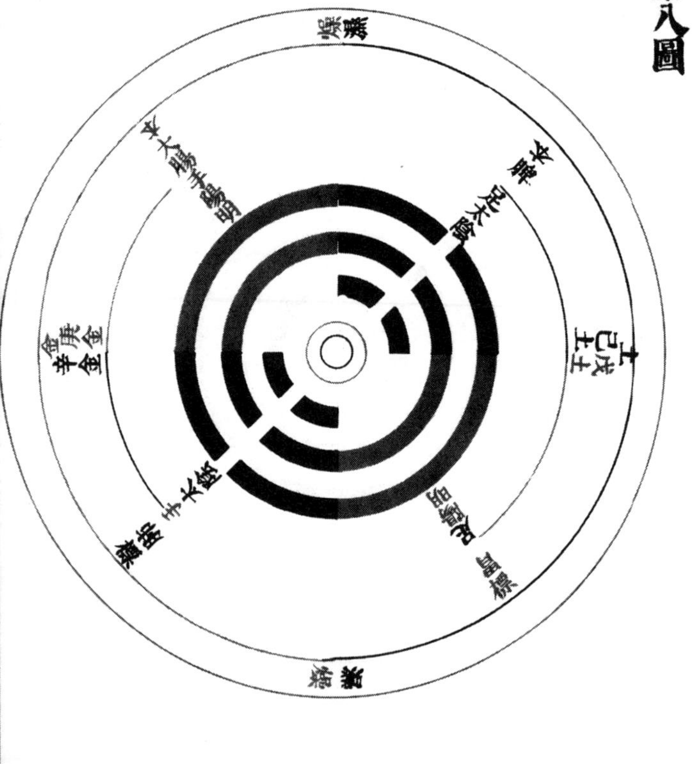

少陽厥陰標本中見之圖

第九圖

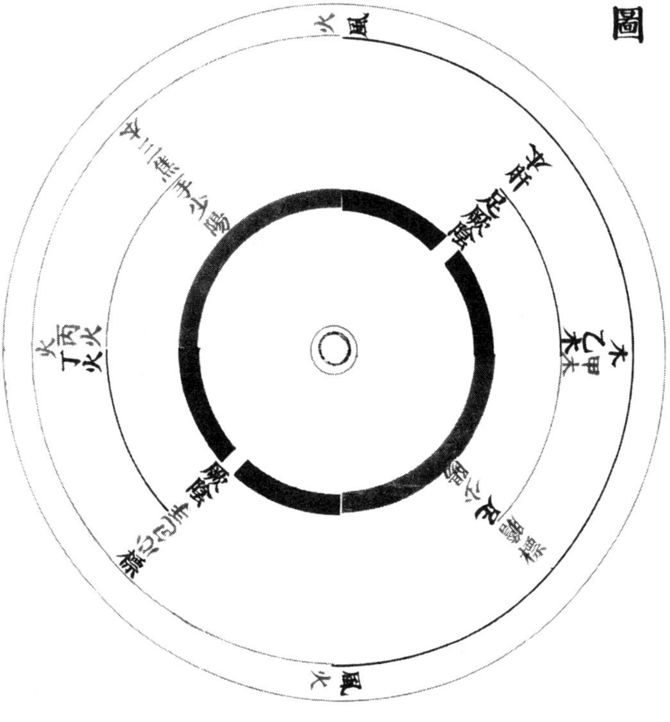

三陰三陽升降之圖

第十圖

雖陽升陰降而三陰不過於降者以有上地氣之太陰在雖陰升陽降而三陽不過於降者以有居中土之陽明在亦惟手太陽升而後陽道開手三陰斯從臟以走手陽升陰自升陽氣盡所以生陰手太陰降而後陰道開足三陽斯從頭以走足陰降陽自降陰氣盡所以生陽

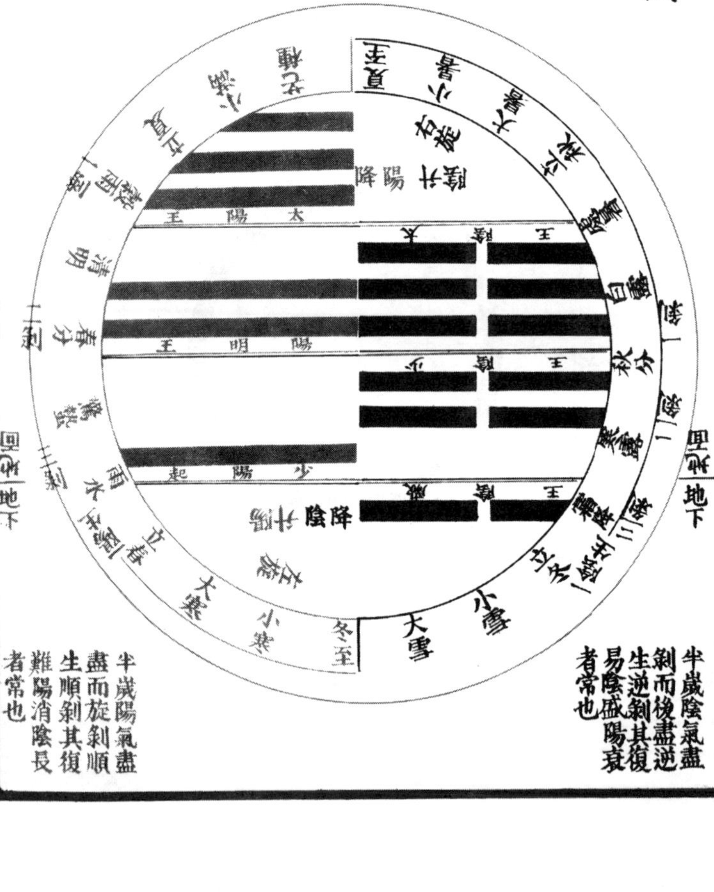

半歲陰氣盡剝而後盡逆生逆剝其復易陰盛陽衰者常也

半歲陽氣盡盡而旋剝順生順剝其復難陽消陰長者常也

三陰三陽運行之圖

第十一圖

初氣厥陰 大寒 立春 雨水 驚蟄
二氣少陰 春分 清明 穀雨 立夏
三氣少陽 小滿 芒種 夏至 小暑
四氣太陰 大暑 立秋 處暑 白露
五氣陽明 秋分 寒露 霜降 立冬
六氣太陽 小雪 大雪 冬至 小寒

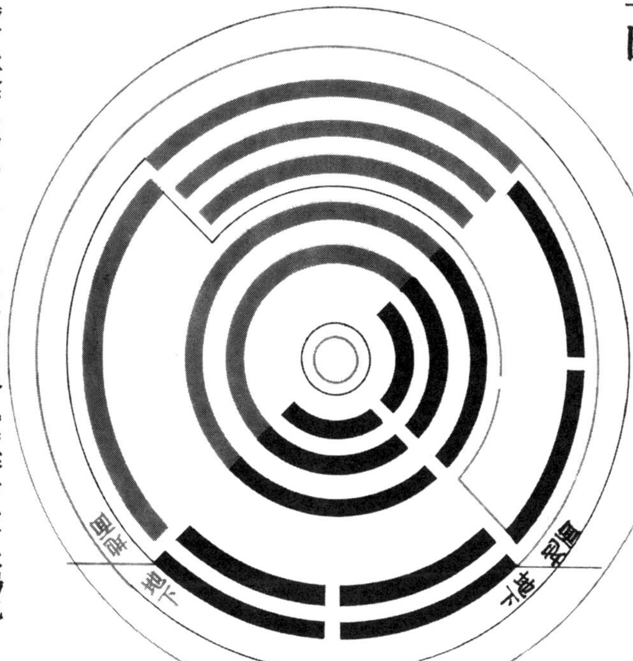

太陽行表中之表少陰行表中之裏陽明行裏中之表太陰行裏中之裏少陽行表中之半表裏厥陰行裏中之半表裏環轉聯貫而又各自為聯貫

絕陰絕陽者厥陰也為氣之始即化之終始而終也陽寒陽熱者太陽也為氣之終即化之始終而始也

三陰三陽天地人三盤總圖

第十二圖

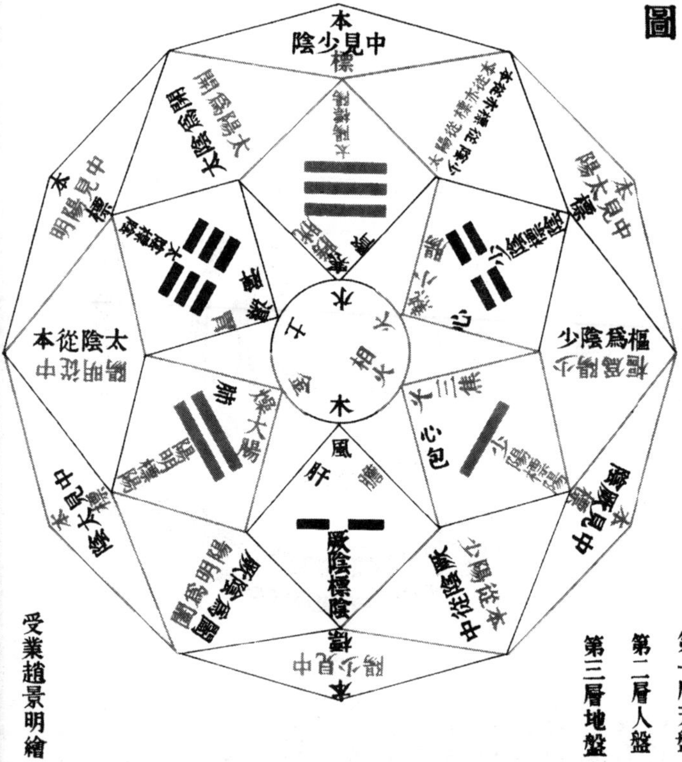

第一層天盤
第二層人盤
第三層地盤

受業趙景明繪

讀過傷寒論卷二

新會陳伯壇英畦著
男　萬駒
受業鄧羲琴
　　林清珊仝校

讀法

傷寒論。不是寒傷論。勿將傷寒二字倒讀作寒傷。註家主寒傷營風中衛。寒傷膚表風中肌腠。便是倒讀傷寒。

註家心目中祇知有寒。不知何物是傷寒。心目中祇知有風。不知何物是中風。祇知區別在風在寒。不知寒亦寒。風亦寒。祇知區別在中在傷。不知傷亦傷。中亦傷。祇知區別在營在衛在膚表在肌腠。不知營衛膚表肌腠。俱是傷寒之被動。不是傷寒之主動。

原文明明指太陽是主動。。中風亦太陽。。傷寒亦太陽。。照文讀文。。何等明亮。。註家擘頭讀太陽之爲病句。。便誤作營衛之爲病。。膚表肌腠之爲病。。風中之爲病。。寒傷之爲病。。

註家於太陽二字則抹煞。。於風字寒字又死煞。。不知傷寒是傷寒之寒。。中風是中寒之風。。惡寒亦惡寒之寒。。惡風亦惡寒之風。。原文不過將寒字分看。。半面寫風。。半面寫寒。。註家乃讀作風則非寒。。寒則非風。。

死煞中字傷字亦不得。。發於陽。。陽傷寒。。發於陰。。陰傷寒。。原文不過將太陽之陰陽分看。。陽動謂之中。。陰靜謂之傷。。註家乃讀作中處有中之部分。。傷處有傷之部分。

死煞中風傷寒四字亦不得。發於陽。自有標陽之病稱。故名爲中風。發於陰。自有本陰之病稱。故名曰傷寒。原文不過將太陽之病名分看。風以紀陽之陽。寒以紀陽之陰。註家乃讀作中之名義實指風。不能名傷寒。傷之名義實指寒。不能名中風。

死煞寒熱二字亦不得。太陽本寒而標熱。亦本陰而標陽。發於陽。則漂陽爲前驅。中氣之熱爲後盾。發於陰。則本陰爲前驅。本氣之寒爲後盾。雖發熱亦非中氣暴露之熱。雖惡寒亦非本氣暴露之寒。原文不過從合化上分看。陽動則炙邪化熱。陰靜則負邪化寒。未涉入氣分說。讀太陽之爲病句。勿依註讀作太陽之氣病。

死煞手太陽足太陽六字亦不得。手太陽屬小腸。足太陽屬膀胱。夫誰不知。但病發於手太陽。非發於手太陽之小腸。病發於足太陽。非發於足太陽之膀胱。原文不過將手足之陰陽互看。陽病則宜陰。陰須走手以榮陽。陰病則宜陽。陽須走足以榮陰。僅說到手足上。未說到小腸膀胱上。讀太陽之爲病句。勿依註讀作手太陽之小腸病。足太陽之膀胱病。

死煞太陽經三字亦不得。分六經卽所以分三陰三陽。夫誰不知。但經乃陰陽往來之道路。卽日日所行之經。。得病到幾日。。紀病期者經。。當病欲解時。。轉病機者亦經。。縱有欲作再經之殊。。究非中陽溜經之比。。原文顯然劃分病還病。。經還經。。讀太陽之爲病句。。勿依註讀作太陽之經病。。

死煞病字亦不得。。強痛非頭項病。。脈浮纔是脈病。。蓋卽脈卽太陽。。太陽與脈合爲一。。非卽頭項卽太陽。。太陽與頭項分爲二。。不過太陽之脈藏其形於頭項。。遂露其病於頭項。。勿依註讀作太陽之頭項病而脈不病

死煞太陽之爲病五字亦不得。。凡書太陽病。。勿仍作太陽之爲病。。太陽病三字是實寫太陽之受病。。從病相上看出太陽。。一節有一節之太陽病。。太陽之爲病五字是

虛寫太陽之受病。從太陽上看出病相。開始特書太陽之爲病。

死煞太陽病三字亦不得。太陽篇均屬太陽病。夫誰不知。但原文教人體認論中之病。實教人體認病中之太陽。雖節節不外太陽病。已髣髴指出正面太陽。反面太陽。背面側面太陽。半面片面太陽。上面中面下面太陽。太陽面之外面表面太陽。太陽底之仰面覆面太陽。且以中風傷寒四字夾出一動一靜之太陽。以表證外證四字夾出一開一闔之太陽。以六日七日數字夾出一剝一復之太陽。故雖寒邪已解。設太陽未歸經。仍有太陽病。或汗下太過。苟太陽無存在。則不復書太陽病。死然太陽篇之太陽二字亦不得。太陽與陽明少陽異。與太陰少陰厥陰尤異。夫誰不知。但太陽有合陽明少陽爲一陽。則一病見三陽。有併陽明少陽爲兩陽。則兩病若一陽。有未脫太陽之狀態。又不脫陽明之狀態。又不脫太陰之狀態。爲繫陽明。爲繫太陰。已涉陽明之狀態。已涉少陽之狀態。已涉太陰少陰之狀態。又有太陽之神似。爲屬陽明。爲屬少陽。爲屬太陰。爲屬少陰。假少陽之部分。而呈太陽之狀態。是入少陽。呈現厥陰之狀態。絕無太陽之神似。是死厥陰。中見少陽之狀態。託出太陽之神似。是生少陽。卽生太陽。。卽生厥陰。。認不得厥陰。。先認定太陽。。太陽存在。。凡陰病可以之陽。。太陽不存在。。凡陽病可以之陰。。

死然太陽篇之傳字亦不得。。三陽盡於少陽。。三陰盡於厥陰。。夫誰不知。。但原文非由太陽傳陽明。。傳少陽。。傳太陰少陰厥陰。。第徵諸脈。。徵諸證。。以卜其傳不傳。。又非手足皆傳。。陽明鍼足不鍼手。。手太陽不傳。。足太陽乃傳。。又非三陰三陽皆傳。。陽明則無所復傳。。原文三陰無傳字。。又曰使經不傳則愈。。不曰使不傳經則愈。。原文有經不傳三字。。無傳經二字。。論中尙有爲字受字得字。。合字倂字。。繫字屬字。。入字進字。。皆非傳字。。勿依注一概抹煞。。讀字字作傳字。。
死煞三陰之陰字三陽之陽字亦不得。。三陽命曰一陽。。
三陰命曰一陰。。夫誰不知。。但標本中見有相得之陰陽
。。太陽之標之中是陽。。本是陰。。陽明之標之本是陽。。
中是陰。。少陽之標之本是陽。。中是陰。。太陰之標之本
是陰。。中是陽。。少陰之標之中是陰。。本是陽。。厥陰之
標之本是陰。。中是陽。。太陽少陰從標亦從本。。太少標
本是寒熱。。從寒治熱。。與陰相得則從陰。。從熱治寒。。
與陽相得則從陽。。陽明厥陰從夫中。。少陽太陰從夫本
。。陽明從溼。。太陰亦從溼。。溼可以耐寒。。燥不耐寒而
亢寒。。故相得在溼之陰。。而不在燥之陽。。少陽從火。。

厥陰亦從火。火可以禦寒。風不禦寒而助寒。故相得在火之陽。而不在風之陰。且匹耦而相從。太陽得太陰。爲三陰三陽。陽明得少陰。爲二陰二陽。少陽得厥陰。爲一陰一陽。手足之相得。則以足三陽之陰。互手三陽之陽（其互至肩髆）。手三陰之陽。互足三陰之陰。勿依註祇知三陽爲陽。三陰爲陰。甚且謂發於陽爲病太陽。發於陰爲病少陰。

死煞汗字吐字下字亦不得。有當汗當吐當下之成法。有汗之吐之下之之成方。夫誰不知。但原文以陰陽爲手眼。邪在表而陽不得外衞。法當汗。邪在上而陽不得上行。法當吐。邪在中而陽不得居中。法當下。且有充分之營衛。又值邪在毛竅。汗之不爲逆。有充分之宗氣。又値邪在胸中。吐之不爲逆。有充分之糟粕。又値邪在腸胃。下之不爲逆。其餘逆治不勝書。勿依註祇見得汗之吐之下之三之字是邪字。無字處不見陰字陽字。

死煞表字裏字亦不得。三陰三陽相表裏。六腑六臟相表裏。夫誰不知。乃註家徒以十二經爲表。十二臟腑爲裏。以陽經爲表之表。陰經爲表之裏。以六腑爲陽之裏。六臟爲陰之裏。以經絡臟腑之交爲半表裏。不知經絡臟腑乃有形不易之表裏。三陰三陽是無形活動之表裏。太陽行表中之表。太陽又有太陽之表裏。少陰行表中之裏。少陰又有少陰之表裏。陽明行裏中之表。陽明又有陽明之表裏。太陰行裏中之裏。太陰又有太陰之表裏。少陽行表中之半表裏。少陽又以太陽爲表。陽明爲裏。厥陰行裏中之半表裏。厥陰又以三陽爲表。三陰爲裏。凡表可以變裏。凡裏可以變表。表可變外。外亦變表。裏可變內。內亦變裏。勿依註讀作寒邪中經爲傳表。入腑入臟爲傳裏。

死煞一二三四五六字亦不得。三日盡陽。六日盡陰。夫誰不知。但原文是陽數七。未有曰三陽之數一二三。是陰數六。未有曰三陰之數四五六。七數陽。一三五七九何莫非陽。六數陰。二四六八十何莫非陰。其所以愈在六日七日者。天地以五爲中數。五日爲一候。陽剝陰亦剝。又五爲再候。陰復陽亦復。且五日後之六七日。即五日前之一二日。一六二七三八四九。大衍之數。循環往復。則一三五七九可以成陰。二四六八十可以成陽。故書六日有並書五六日。書七日有並書七八日。他如一二日。及八九等日。非陽日期陰。即陰日期陽。非陽日旺陽。即陰日旺陰。是紀日即紀六經之陰陽。非紀三陰三陽之六經。勿依註讀作一日一經。六日畢。又六日。六經畢。又六經。

以上所舉。不過原文之顯露處。而注家之死煞已如是。其識見之不逮註家者又何如。夫自王叔和編次於前林億成無已校註於後。龐韓踵起。代有專家。乃一再沙汰於喻嘉言黃元御陳脩園之手。而數十百種之撰著。至尙論篇爲一束。至傷寒懸解又一束。至傷寒淺註又一束。祖派告終。微言斷絕。三家以前不具論。茲援不阿古人之通例。還詰三家。迹其批駁前人之處。反爲後人批駁之處。列之如左。

嘉言僭亂原文。首以叔和成林爲藉口。不過原文篇首。稍有出入。遂揑爲紊亂之魁。於是指桂枝證麻黃證爲上篇之亂。指大青龍證及汗下後諸證爲中篇之亂。指結胸痞證及小結胸證爲下篇之亂。夫旣由桂枝說到麻黃。由汗下說到誤汗誤下。由結胸說到脈結。何得爲亂。嘉言欲自文其亂。故以不亂爲亂。其謬一。

又以温病爲藉口。謂上篇第六條。傷寒大義未及什一。何所見而彙温病。不知原文正欲清傷寒之源。特舉遠因之温病。近因之風温。互文見義。夾出傷寒。蓋亦借賓定主之常法。嘉言反嫌章法不聯屬。剔入温病而著諸篇。其謬二。

又以柴胡證爲藉口。謂中下篇太陽本證未及什七。何所見而卽彙少陽證。不知原文明曰太陽柴胡證。未有曰少陽柴胡證。嘉言誤認柴胡證卽少陽證。舉凡涉於柴胡之字之義。剳入少陽。其謬三。

又以合病併病過經不解諸病爲藉口。亦嫌章法不聯屬。另立篇目。一隸三陽經後。一隸三陰經後。不知原文合病是摹寫一面之三面病。併病是摹寫兩面之一面病。過經不解諸證。是摹寫上面中面下面之內面。以夾出太陽之面面病。正不聯屬之聯屬。嘉言乃誣古人爲割裂。以自行其割裂。其謬四。

又以足太陽膀胱爲根據。置手太陽於不問。但稱足太陽膀胱爲表病。一若傷寒祇有足太陽病。足太陽祇有膀胱病。全未見得太陽之陽太陽之陰病。其謬五。

又以太陽走一身之表爲根據。以脈法風則傷衛。寒則傷營。營衛俱傷爲根據。遂置外證於不問。置中風傷寒於不問。但稱風傷衛爲表證之一。寒傷營爲表證之一。。營衛兩傷爲表證之一。。一若傷寒全是表證。。全是指營衛爲表證。。原文何止是表證。。何嘗有傷衛傷營。。及營衛兩傷證。。拾人牙慧。。竄易聖言。。其謬六。。

又以大青龍迥異麻桂證爲根據。。遂置證治於不問。。强分傷衛傷營兩傷營衛爲三大證。。强分桂枝麻黄大青龍爲三大法。。謂餘證皆由三證所致。。餘法亦輔三法而行。。不知原文論證則逐層披剝●。。立法則隨在變通。。嘉言乃統無數證爲三證。。統無數法爲三法。。其謬七。。

元御僭亂原文。。亦以叔和爲藉口。。其私見不過以傷寒爲初鬱之熱。。温病屬久鬱之熱。。傷寒則經絡臟腑或熱或不熱。。温病則經絡臟腑無所不熱。。恐人混視温熱與寒熱。遂謂傳經爲熱之訛。皆叔和混熱病於傷寒之誤。不知溫病是發熱之灼熱。傷寒是惡寒之發熱。原文已自分清。何得爲混。且溫病祇兩熱字。體認猶易。傷寒則無數熱字。體認倍難。乃不自咎其混亂傷寒多數熱字。反咎叔和混入最少數之熱字。其謬一。其私見又以未經汗解。則經熱內鬱。日積日盛。明日自當傳於陽明。後日自當傳於少陽。六日六經。必然之事。又見原文有爲不傳三字。遂杜撰出經無不傳。不過不傳三陰之臟。不傳陽明之腑。又見原文有爲傳二字。復杜撰出再傳則必陽旺而後傳腑。陰旺而後傳臟。又見陽明篇不盡由傳而病腑。三陰篇不盡由傳而病臟。復杜撰出名曰傳臟傳腑。實則營衞内陷。自病其臟。自病其腑。支離附會。無一語是原文。其謬二。

其私見又以日傳一經。按諸原文。似無實證。遂杜撰出六經雖病。皆統於太陽一經。謂遍傳六經。總不失太陽之表證。不拘傳至何經。總不外治太陽之表證。偏說傳經。偏不理會傳經。而遁其詞於太陽。南山有烏。北山張羅。其謬三。

其私見又以爲傳經病則有七日愈。入腑入臟病則無七日愈。遂杜撰出陰陽均平。則祇有傳經。惟陽盛亡陰。則入陽明之腑。陰盛亡陽。則入太陰之臟。又見原文有不能直指爲入腑。不能直指爲入臟。復杜撰出裏證已作。而表邪未罷。在太陽則爲壞病。在諸經則爲本病。乃於太陽之外。另立壞病一門。又不於諸經之中。指出本病何證。顛倒錯亂。殊難索解。其謬四。其私見又謂陽明全篇言腑病。三陰全篇言臟病。偏又割太陽之葛根湯證入陽明。附會作腑病之連經。又見陽明桂枝麻黄二證。不是治腑病。復撥回太陽。謂麻桂乃太陽之所統。不過復述於陽明。又見太陰之桂枝。少陰之麻辛。厥陰之麻黄升麻。不徒治臟病。復附會作臟病之連經。一若傳經之時無經病。入腑入臟而後有經病。且又遁其詞於太陽病。若爲遷就。林敎原文。其謬五。

其私見又以少陽篇半言臟病。半言腑病。遂杜撰出少陽陽盛則入腑。陰盛則入臟。又見柴胡湯不徒治臟治腑。復附會作臟病腑病之連經。又割裂一節中之柴胡證麻黃證。一歸少陽之所統。一撥太陽之所統。無非欲俾明太陽篇內是經病。陽明以後是臟腑病。不知論中凡經絡臟腑皆是被動病。三陰三陽方是主動病。元御強作解人。愈說愈蔽。其謬六。

其私見又以六腑六臟爲主體。三陰三陽爲虛稱。言六腑則以膀胱爲主令。小腸之火從化寒。大腸之燥爲主令。胃經之濕從化燥。三焦之火爲主令。膽經之風從化火。言六臟則以脾經之濕爲主令。肺經之燥從化濕。心經之火爲主令。腎經之水從化熱。肝經之風爲主令。心包之火從化風。認作六經祇有寒病燥病火病濕病熱病風病。以爲統六經之詞。不過名爲太陽病。陽明少陽病。太陰少陰厥陰病。又見少陰多寒。陽明多濕。遂另指少陰則不化熱從化寒。陽明則從化燥亦化濕。前後兩歧。自相矛盾。全未見得寒熱合化成太陽成少陰。燥濕合化成陽明成太陰。風火合化成少陽成厥陰。其謬七。

脩園規復原文。獨於篇首刪叔和之所增。於篇末存叔和之所補。固不順舊。尤樂尊經。宋元以來。無此特識。惟根據景岳圖說。圖本臟本腑爲十二經之本。圖絡臟絡腑爲十二經之中。圖十二經爲每臟每腑之標。謂臟腑居裏則是。以裏爲本則非。謂表裏相絡則是。以絡爲中則非。謂十二經居表則是。以表爲標則非。其尤謬者則以膀胱小腸病化寒。手足太陽病化熱。心腎病化熱。手足少陰病化寒。爲太陽少陰從標亦從本。手足陽明病化濕。大腸與胃亦化濕。手足厥陰病化火。心包與肝亦化火。爲陽明厥陰之從中。手足少陽病化火。絡肝絡心包亦化火。手足太陰病化濕。絡胃絡大腸亦化濕。爲少陽太陰之從本。不知太陽之上本一氣之寒。少陰之上本一氣之熱。一寒生二寒。膀胱絡腎而皆寒。。一熱生二熱。。心絡小腸而皆熱。。本膀胱之寒。。互小腸之熱。。熱本少陰。。故中見少陰。。中本合化成太陽。。上浮者爲手太陽。。謂之標陽。。下凝者爲足太陽。。謂之本陰。。本心經之熱。。互腎家之寒。。寒本太陽。。故中見太陽。。中本合化成少陰。。上浮者爲手少陰。。謂之本陽。。下凝者爲足少陰。。謂之標陰。。擧太少以爲例。。凡六氣乃三陰三陽之化始。。三陰三陽爲六氣之化成。。蓋洪荒以前。。不知過去無量數之六氣。。而後有陰陽。。於是極天地之品類。。莫不負陰而抱陽。。以陽爲旺則從陽。。以陰爲旺則從陰。。陰陽俱旺則從陰亦從陽。。不當從而從。。是化之太過。。當從而不從。。是化之不前。傷寒祇問陽化陰。抑陽化陽。陰化陽。抑陰化陰。脩園不識陰陽。乃妄談元妙。其謬一。

何以知脩園不識陰陽。觀其謂六經之病。各有提綱。太陽則僅以脉浮頭痛項强惡寒、八字爲提綱。太陽之爲病句反不得爲提綱。陽明則僅以胃家實三字爲提綱。陽明之爲病句反不得爲提綱。少陽則僅以口苦咽乾目眩六字爲提綱。少陽之爲病句反不得爲提綱。太陰僅二十三字。少陰僅六字。厥陰僅二十四字爲提綱。首句五字俱不得爲提綱。顯然以提綱爲受病之實。以三陰三陽不過一經署之名。非昧於陰陽何至是。况論中祇有書法。無所謂綱。無所謂目。書法中自有綱而目

○○目而綱○○且書法中又書法○○不止每篇每節之書法○○句有句書法○○字有字書法○○脩園不惟不識陰陽○○並不諳書法○○其謬二○○

何以知脩園不諳書法○○大書特書曰太陽之爲病○○明是不書寒邪之爲病○○不同本論風温書風温爲病○○金匱中風書夫風之爲病○○脩園乃引證靈樞○○云中於面則下陽明○○中於項則下太陽○○中於頰則下少陽○○極言外邪之劇烈○○一若非諸陽所能禦○○再引韻伯所稱太陽有中項中背之別○○陽明有中面中膺之別○○少陽有中頰中脇之別○○以中人多死之邪風○○例傷寒之中風○○寒與風異則誤爲同○○風與寒同則誤爲異○○是又不惟不諳書法○○並

不識六氣之風與寒。及寒之風。風之風。其謬三。何以知脩園不識六氣。其稱傳經之法。分氣傳病傳。謂病邪相傳。不必拘於日數。尚似有說。至謂六氣以次相傳。週而復始。果爾則由一氣而二氣。勢必一日寒。二日燥。三日火。四日濕。五日熱。六日風而後可。乃又不明言風寒濕熱燥火之遞傳。第混指三陰三陽之遞傳。果爾則由太陽而陽明。勢必太陽先傳遍六經。其餘他經之陰陽。一日之內。寂然不動而後可。否則太陽自傳其本經。其餘他經之本經。不止陰陽不動。並經氣亦寂然不動而後可。不知經氣之行。無時或息。安有值日而行之理。但經中之三陽。祇自行其陽。陽不越陰。亦不越陰。經中之三陰。祇自行其陰。陰不越陽。亦不越陽。苟或太陽有所往。是太陽隨經。仍不得謂之傳經。少陽不知其何往。是陽去入陰。亦不得謂之傳陰。惟經則由陽過陰。由陰還陽。常有不傳。無有不行。日行五十度。六五三百度則陰復。七五三百五度則陽復。故不書傳經盡書行經盡。不書陰陽行盡書其經盡。脩園泥六氣之傳。斬截經氣之行。是又不惟不識六氣。並不識六經。其謬四。

何以知脩園不識六經。彼以爲無病則六經順傳。由陰而及陽。始於厥陰。終於太陽。有病則六經逆傳。由陽而病陰。始於太陽。終於厥陰。一傷寒增多六經病六經又分作六日病。是正病反多於邪病。受邪之經未必逆。無邪之經反爲逆。是正病尤逆於邪病。受邪之經不得爲主氣。無邪之經。又主病。又主氣。是無邪之經反爲主。受邪之經反爲賓。原文顯分六經主六病。脩園又於各經之病加六病。是又不惟不識經。並不識病。其謬五。

何以知脩園不識病。其一則曰病太陽之氣則通體惡寒。病太陽之經則背惡寒。再則曰寒傷太陽之膚表。風中太陽之肌腠。三則曰三陰寒證直中寒。三陰熱證直中熱。夫太陽如至於氣病經病。何止惡寒。卽未至氣病經病。何嘗不惡寒。傷寒何嘗淺於風。中風何嘗甚於寒。肌腠何獨不受寒。膚表何獨不受風。寒證何止三陰寒。熱證何止三陰熱。熱化何嘗盡外熱。寒化何嘗盡外寒。脩園之意不在三陰三陽。而注意在風在寒在熱。以為中人傷人之風之寒之熱便是病。中人傷人之淺深之微甚之生死便是證。是又不惟不識病。並不識證。其謬六。

綜三家之謬。一若傷寒自傷寒。三家自三家。謂三家未嘗讀傷寒。三家何啻百回讀傷寒。而曾無一語道及三陰傷寒。三陽傷寒。三家復起。吾知其開卷便見三陽之陽傷寒。抑陰傷寒。三陰之陰傷寒。抑陽傷寒。掩卷思之。又見得陽之動。陰之靜。動中靜。靜中動之傷寒。動之闢。靜之翕。闢而翕。翕而闢之傷寒。縱之令其闢。操之令其翕。靜之無不動。動之無不靜之傷寒。自今伊始。其未讀傷寒者。當讀傷寒。其已讀傷寒者。當讀過傷寒。

讀過傷寒論卷二一讀法終

張仲景傷寒論原文

讀過傷寒論卷一

新會陳伯壇英畦著

男萬駒
受業鄧義琴
林清珊
仝校

太陽篇豁解

太陽之爲病。脈浮。頭項強痛而惡寒。

特書首五字。重挈太陽二字。統標陽本陰而言也。發於陽發於陰之省文曰爲病。發病在太陽。先與邪以可乘之隙。故不曰寒爲病。曰太陽之爲病。病則太陽浮。陽浮故脈浮。指出走頭之脈。一望而見其浮。兩手之浮脈在言外。以脈浮非如下文陰陽俱浮之比。下兩條脈緩脈緊。又浮脈在言外故也。陽浮顯與寒邪相搏擊。則痛在太陽。太陽不甘受痛。極力以禦邪。遂移其痛於頭項。。故不獨曰痛曰强痛。。既犯寒。。又不勝寒。。縱有强忍之力以耐痛。。却無强忍之力以耐寒。。形容其與邪相得而不相得。。曰而惡寒。。而字合首句語氣。。似有微憾之詞。。吾謂仲聖愛惜太陽之第一聲。。字字悉載福音而出也。。

太陽病。。發熱。。汗出。。惡風。。脈緩者。。名爲中風。。

重太陽二字。。篇內分寫太陽之陰陽者什七。。合寫太陽之陰陽者什三。。然分寫仍是互寫。。舉陽見陰。。舉陰見陽也。。病字卽發於陽之省文。。發熱卽陽浮者熱自發之省文。。汗出卽陰弱者汗自出之省文。。惡風卽嗇嗇惡寒淅淅惡風之省文。。標陽之感覺在寒之風。。故曰惡風。。

脈緩者。變浮弱二字爲一字。浮弱相搏之謂緩。非浮緩也。陽浮陰不浮在言外。其代名詞爲中風。非與寒無涉。陽而動者謂之風。外證者其實。中風者其名也。單舉發熱云云者。不過舉其所當然。其所以然處尚在下文。先知其當然。而後可與言所以然也。

太陽病。或已發熱。或未發熱。必惡寒。體痛。嘔逆。脈陰陽俱緊者。名曰傷寒。

太陽病亦發於陰之省文。陽主發熱。無奈陽爲陰掩。故有已未發熱之分。熱爲寒掩。故有必惡寒之別。本陰之感覺在寒之寒。故曰惡寒。陰合寒則標陽被其激刺。故體痛。着標陽於體。遂移其痛於體也。胡又嘔逆耶○○嘔非因於寒也○○乃穀氣欲供其汗於太陽而不得○○不能順地氣之上而爲汗○○故逆天氣之下而爲嘔也○○脈陰陽俱緊○○胡陽亦緊耶○○假令陰脈獨緊○○又非病在陽矣○○陽助陰則陰不獨○○俱緊却非俱浮○○陰浮陽不浮在言外○○其代名詞曰傷寒○○非與風無涉○○陰而靜者謂之寒○○表證者其實○○傷寒者其名也○○此亦舉其所當然○○無汗二字亦從省○○攷痛依陳氏本○○喻氏從重○○黃氏從疼皆非○○

傷寒一日○○太陽受之○○脈若靜者○○爲不傳也○○頗欲吐○○若躁煩○○脈數急者○○爲傳也○○

發於陰之代詞曰傷寒○○書一日○○紀其陽也○○太陽受之

○○陰逢陽矣○○陰靜者也○○宜以陽動之○○脈來當然動○○動中當然靜○○特恐脈動經亦動○○便有動無靜耳○○脈若靜者○○靜脈能制經氣之動○○經氣不能領邪而行○○此爲經不傳邪也明甚○○不傳何以傷寒證不具○○中風證亦不具耶○○上言脈緊脈緩○○並未言脈靜○○安有太陽受邪而僅見靜脈耶○○是傳邪不傳邪未可必○○以受邪不受邪未徵實故也○○如其不欲汗而欲吐○○簡直未欲解耳○○彼非邪在胸中○○焉能以一吐了却傷寒乎○○又况頗欲吐○○吐意猶未堅决乎○○且若躁煩○○不當躁煩而與躁煩相若○○顯屬先起於足經之躁○○次及於手經之煩○○太陽並不躁並不煩在言外○○蓋靜脈早露其端倪○○太陽不爲經氣所

轉移可想。乃俄而脉數急。數則爲虛。急則無能擇。經氣脫離太陽故脉數。太陽不能制止經氣故脉急。此爲經已傳邪也。殆追之無及者也。看似移送太陽之病以出境。在太陽雅不欲經氣之竄。有礙衛氣之行。乃不傳而卒歸於傳。權不在太陽也。亦非邪傳經也。一任經氣之爲所欲爲而已。

傷寒二三日。陽明少陽證不見者。爲不傳也。

兩書傷寒不書中風。明乎發於陰則言傳。發於陽則不言傳也。書二三日陽明少陽證不見。不書二日陽明三日少陽證不見。明乎非必二日陽明三日少陽也。書二三日不書四五六日。明乎三陽或有傳。三陰無復傳也。書證不見不書證不傳。明乎寒不遞傳。爲之傳者經也。不書證見爲傳。書證不見爲不傳。明乎不傳者經之常。偶一爲傳者經之變也。破傳經之臆說。與上節互相發明。重不傳二字。

太陽病。發熱而渴。不惡寒者。爲温病。若發汗已。身灼熱者。名曰風温。風温爲病。脈陰陽俱浮。自汗出。身重。多眠睡。息必鼾。語言難出。若被下者。小便不利。直視。失溲。若被火者。微發黃色。劇則如驚癇。時瘛瘲。若火熏之。一逆尚引日。再逆促命期。

冬傷於寒。春必病温。寒之温也。屬個人之病。冬不藏精。春必病温。風之温也。屬時行之病。仲景互文見義而兩及之。何以仍書太陽病耶。蓋太陽僅存一線。亦猶春秋郭公夏五。書其闕耳。以發熱尚有標陽之勢力。所異者渴不惡寒。則爲溫病。醞釀成熱之詞也。慎勿發汗。若發汗已。身熱如灼者。則溫燄愈揚而愈肆。當與時行之病同論。易其名曰風溫。風溫之由。冬行春令。寒水不蟄。陽根不秘。風木發揚。蒸爲厲疾。直是風溫爲病耳。尚得謂之太陽病哉。太陽又何至有陰陽俱浮之病脈哉。雖不發汗。亦自汗出。發汗云乎哉。夫汗生於穀。安有太陽自有之汗耶。正惟保障太陽之精氣不足以自全。汗源不續可知。觀其一身無大氣爲提攝。一若穀氣先盡而軀重。則趺陽之脈

○○奚自資生○○其靜而眠也又多睡○○一若無動以生陽○○其動而息也又必鼾○○一若無靜以生陰○○則少陰之脈○○奚由資始○○其艱於出話也○○又喉舌之官不靈○○一若百脈不榮於氣口○○則寸口之脈○○奚由大會○○如是者誤汗自汗爲一逆○○若被下者○○小便不利○○寒水之經先絕矣○○於是病格太陽之陽精則直視○○太陽亡○○諸陽亦立亡○○病逼少陰之陰精則失溲○○少陰亡○○諸陰亦立亡○○如是者被下爲再逆○○若被火者○○勢必風乘火勢○○與溫相逐○○劫太陰則溼竭○○微現發黃○○劫少陰則熱亢○○劇如驚癇○○劫厥陰則風引○○時瘈瘲○○既劫之後○○火色復呈○○若火熏之○○則三陰殆矣○○如是者被火爲再逆○○無論

自汗誤汗。一逆尚引日。無論被下被火。再逆促命期。此與傷寒正比例。經謂凡病傷寒而成温者。先夏至日爲温病。後夏至日爲暑病。温與暑皆得自傷寒。熱論已連類及之。本篇末引暑熱爲陪客。先引温病爲陪客。非恐人謂傷寒非温病。恐人謂温病非傷寒。故特冠太陽病三字。即論末中熱中暍三書太陽之義也。

病有發熱惡寒者。發於陽也。無熱惡寒者。發於陰也。發於陽者七日愈。發於陰者六日愈。以陽數七。陰數六故也。

病字貫通章。括三陰三陽言之也。陽主動。亦主熱。發熱惡寒者。寓惡寒於發熱之中。其勢力知覺生乎動

○○故曰發於陽○○凡書中風亦陽○○書外證亦陽○○不僅在發熱惡寒也○○陰主靜○○亦主寒○○無熱惡寒者○○寓發熱於惡寒之內○○其勢力知覺生乎靜○○故曰發於陰○○凡書傷寒亦陰○○書表證亦陰○○不限定無熱惡寒也○○在太陽爲發於標陽○○爲發於本陰○○不獨太陽爲然○○凡發於陽者七日愈○○凡發於陰者六日愈○○陰以榮陽○○陽以榮陰○○脈氣流經故愈也○○其云七日六日者何○○手陽根起於足陰○○而行度長於陰○○故陽數常有餘○○足陰根起於足陰○○而行度短於陽○○故陰數常不足○○且二五者陰陽之偶○○以五日之陽○○合二日之陰○○二加五故成陽數七○○以五日之陰○○合一日之陽○○一加五故成陰數六也○○然

素問謂七日巨陽病衰。八日陽明病衰。九日少陽病衰。十日太陰病衰。十一日少陰病衰。十二日厥陰病衰。祇有太陽七日愈者何也。蓋二日陽明受之。連太陽病一日再七日。非八日乎。三日少陽受之。連太陽病二日再七日。非九日乎。四日太陰受之再七日。五日少陰受之再七日。六日厥陰受之再七日。連太陽病幾日。非十日十一日十二日乎。然六日六受其病者。又何也。蓋陰陽之始也。則始於厥陰而終於太陽。其剝也。則始於太陽而終於厥陰。三陽一剝爲二陽。陽明受病之機也。二陽再剝爲一陽。少陽受病之機也。一陽再剝則陽盡。太陰受病之機也。三陰一剝爲二陰。

少陰受病之機也。二陰再剝爲一陰。厥陰受病之機也。一陰再剝則陰盡。又太陽病衰之機。亦三陰三陽以次病衰之機也。此不過相因而致之詞。類舉以盡傷寒之變。非謂傳經必然之勢也。夫使必傳。則凡傷寒者。盡如素問所云三陰三陽五臟六腑皆受病。營衛不行。五臟不通則死矣。安有必死之傷寒哉。況一日太陽受之。二三日多有陽明少陽不受邪者。本論陽明少陽證不見是也。即或三陽受之。三陰多有當受邪而不受者。本論三陽爲盡。三陰不受邪是也。何嘗相因爲病乎。惟剝復則陰陽之常。非必病而後剝。故半歲而陽氣盡。盡而後剝。春夏所以行生育也。半歲而陰氣盡。剝而後盡。秋冬所以主收藏也。以一歲之剝。而有七十二候之復。以六七日之剝。而有一候之復。以一日之剝。而有三時之復。太陽病欲解時。從巳至未上者。復之謂也。凡病欲解時者。復之時也。蓋剝而復者手足之陰陽。其所以復之者。手足之經也。經氣日行五十度。以三時計之。連行十二周有奇矣。以一候十五時計之。積行六十周有奇矣。以六七日計之。經氣之行。又三百度有奇矣。彼以爲太陽病卽太陽經病者。豈非病與經同行哉。不知太陽祇行其本經。經行則不止行太陽。而行周於十二經。太陽之病浮於經。病初非行其經。經亦初非行其病也。若欲作再經者。

乃偶然之事。非傷寒之通例也。

太陽病。頭痛。至七日以上自愈者。以行其經盡故也。

若欲作再經者。鍼足陽明。使經不傳則愈。

書太陽病。指病幾日而言。非必諸證悉具也。在體認太陽而已。如太陽之病容尙在。頭痛一證尙在。其餘中風諸證。傷寒諸證。髣髴乎不見。至五日以下。七日以上。不知不覺而自愈者何以故。以太陽受病。其經未嘗受病也。太陽不過其經之一部分。其經爲十二經之全部分。經旣不病。惟有照常行其經焉耳。何止其經不病。卽太陽亦半病半不病。太陽之浮處是病。太陽之不浮處不是病。以浮而離經者太陽之枝葉。其半不離經者太陽之根本也○○經卽行太陽之根本○○以榮太陽之枝葉○○有七日之榮○○則盡三百度有奇矣○○盡者充分之詞○○非畢盡也○○無論中風傷寒皆愈矣○○若欲作再經者○○非邪之傳入於經○○亦非太陽傳邪以入經○○乃經氣過於洋溢○○再復領邪而行○○故曰再經○○再對一而言○○可一不可再○○再則不關於病情之作弊○○故不曰再病曰再經○○更不可再而三也在言外○○又非手經爲之○○乃足經爲之○○何也○○手陽也○○中風者也○○其勢趨於外○○足陰也○○傷寒者也○○其勢趨於中○○且足太陽與足陽明○○其經直接而絡於胃○○胃爲中土○○萬物所歸○○無所復傳○○顯屬足經傳邪○○毫無疑義○○法惟有鍼足陽明三

里穴。一以截邪之去路。一以鼓動其足經。使與手經相續。便無容邪之餘地。自不必顧慮其邪之傳經。但使經不傳邪則愈矣。玩使字。經爲鍼所使。由於邪爲經所使耳。經不使邪。邪能使經哉。

太陽病欲解時。從巳至未上。

首句似袖手以聽其病解也。曷若立與桂枝以解外。或與麻黃以解表。隨時可以瘳厥疾耶。然使太陽無恙在。不致愆期而不解者。未始不可爲守勿藥者恕也。彼因審慎與藥之故。去病不期諸旦夕。不遠勝於造次從事者乎。不獨太陽罷病在意中。凡三陰三陽病。各有告慰之時。方且引愈兆爲樂觀。辭句相吻合者凡六節也。書法亦詳矣哉。指從巳至未上者何。邪衰從巳起病解至未止。以太陽王於午。午以下邪衰不復盛。未以下更無問題。故解時以未上爲斷。

風家。表解而不了了者。十二日愈。

病隨解隨了者。太陽存在則然耳。非所論於風家也。金匱中風門闕太陽二字。何嘗大書太陽中風乎。蓋中於項則下太陽。其陽墜下已久。無論續得傷寒中風。均可以表證目之。以其無淸陽以實四肢。陽道之虛不待言。當然不現發於陽之外證。故不曰外解曰表解。表解出意外。不了了轉在意中。曰而不了了者。悲其外也。曷云十二日愈耶。此與厥陰病衰之日異而同。

風家與厥陰最相得○○厥陰爲絕陽○○必六日而後厥陰始而終○○又六日而後太陽終而始○○愈在太陽○○實愈在厥陰也○○舉風家之輕者爲陪客○○反應上文七日愈六日愈也○○

病人身大熱○○反欲得近衣者○○熱在皮膚○○寒在骨髓也○○身大寒○○反不欲近衣者○○寒在皮膚○○熱在骨髓也○○

統本寒標熱而化之者太陽也○○衞皮膚者也○○統本熱標寒而化之者少陰也○○護骨髓者也○○陰陽如在體之衣○○初不覺其皮膚自皮膚○○骨髓自骨髓也○○病則發熱惡寒耳○○無熱惡寒耳○○乃一則身大熱○○手熱足亦熱○○兩熱合併之詞也○○一則身大寒○○足寒手亦寒○○兩寒合併之

詞也。大熱則無惡寒可知。胡爲而反欲得近衣。熱在而寒安在耶。大寒則不惡熱可知。胡爲而反不欲近衣。寒在而熱安在耶。蓋其爲熱也。兩熱相紊。太陽之標熱。與少陰之本熱。達於極表而在皮膚。自無容太陽本寒之餘地。勢必太少兩寒。亦達於極裏而在骨髓也。其爲寒也。兩寒相紊。太陽之本寒。與少陰之標寒。達於極表而在皮膚。自無容太陽標熱之餘地。勢必太少兩熱。亦達於極裏而在骨髓也。夫寒熱斷絕。則太陽少陰不可問矣。皮膚如熱在寒在也。則太陽不在矣。三陽又不可問矣。骨髓如寒在熱在也。則少陰不在矣。三陰又不可問矣。病無解時。亦無愈日。其不因傷寒而然者。必終其身爲病人。其因傷寒而然者。必陰陽兩感。六日死。此亦互文見義。舉內外兩絕之陰陽。以起下文之陰陽。舉極端反對之寒熱。以起下文之寒熱也。

太陽中風。陽浮而陰弱。陽浮者熱自發。陰弱者汗自出。嗇嗇惡寒。淅淅惡風。翕翕發熱。鼻鳴。乾嘔者。桂枝湯主之。

發於陽之代詞曰中風。冠以太陽。與上節病人示區別也。發於陽則陰榮陽。但標陽之勢力可見。本陰之勢力又可見而不可見。陽浮陰不浮。陰弱陽不弱也。陽剛故浮。陰柔故弱。不露剛而柔。第覺浮而弱。其尺寸之陰陽然。其手足之陰陽亦然。故特闕脈字。非省文也。與太陰中風節闕脈字同義。舉太陽太陰爲例也。得毋陽浮故發熱。陰弱故汗出耶。似也。特熱非太陽中見之熱。乃寒化熱。發熱自發熱。與陽熱無涉。陽中之熱不宜發也。汗亦非太陽陰中之汗。乃穀生汗。汗出自汗出。與陰汗無涉。陰中之汗不容出也。夫邪并於陽則熱。得汗則陽受氣於陰。未有精勝而邪不卻者。胡發熱如故耶。此殆陰弱不敵之原因。是又熱自熱而汗自汗。故雖共見其爲熱。彼尚覺其爲寒。宜其惡寒惡風不惡熱。對於風寒不滿意者。對於發熱似無甚加意也。何以添多嗇嗇淅淅翕翕六字耶。蓋恐人非共見太陽之開。。特借觀皮毛之闔以形容之。。時而毛竅嗇嗇也。。闔而靜者也。。則惡風之寒。。時而毛竅淅淅也。。闔而動者也。。則惡寒之風。。嗇嗇淅淅之不已而翕翕也。。乍闔而乍開。。旋靜而旋動。。覺熱從風發。。非從寒發也。。皮毛誠同護太陽哉。。吾謂太陽尤受手太陰之賜也。。肺之合皮也。。主使皮毛之闔者肺爲之。。寧開竅於鼻者亦肺爲之。。無如吸入多而呼出少。。通塞有聲而鼻鳴。。一若以鼻受邪也者。。毋亦手太陰力有未逮歟。。何以陽明不多出其汗以供耶。。正惟汗液不還入胃中。。幾令陽明不能闔。。則續自微汗出也難。。乾嘔非告匱乎哉。。雖謂陽明欲犧牲其穀氣以謝太陽可也。。然而長沙已謀諸足太陰矣。桂枝湯主之句。詳註方後。

桂枝湯方

桂枝三兩去皮　芍藥三兩　甘草二兩炙　生薑三兩切　大棗十二枚擘

右五味㕮咀。以水七升。微火煑一法取三升。去滓。適寒二法溫服一升三法服已須臾四法歠熱稀粥一升餘。以助藥力五法溫覆令一時許六法遍身漐漐微似有汗者益佳七法不可令如水流漓。病必不除八法若一服汗出。病差。停後服。不必盡劑九法若不汗。更服。依前法十法又不汗。後服。小促役其間十一法半日許。令三服盡十二法若病重者。一日一夜服。周時觀之。

服一劑盡。病證猶在者。更作服十三法　若汗不出者。乃服至二三劑十四法　禁生冷。粘滑。肉麪。五辛。酒酪。臭惡等物十五法

方中加芍藥則入腹。。開太陰者也。。去芍藥則出胸。。開太陽者也。。不去不加。。則須臾便一方作兩方用矣。。否則周時觀之。。必入而復出矣。。方其服藥未及須臾也。。藥氣取其靜。。契合太陰之靜而翕。。借翕力以闔太陽。。及其服藥既有須臾也。。藥氣俟其動。。契合太陰之動而闢。。借闢力以開太陽。。下言桂枝將息者。。非消息病情也。。太陰太陽有息息相通之故。。陽浮將消息足太陰隱爲之繫。。陰弱將消息足太陰暗爲之援。。本方所爲先闔

後開也。觀其微火煑。已納諸藥於溫柔鼎沸之中。曰適寒。就寒正以避熱。曰溫服。喜溫爲其惡寒。曰服已。止一升藥而病形一齊收束。不獨正與邪劃清界綫。汗與熱亦劃清界綫。蓋收回已出之汗。爲浮陽之保障。遂徐徐歠粥。佇待須臾而得汗。不曰助穀生汗。曰以助藥力者。取汗以藥故也。溫覆令一時許。又避風恐其漏汗。夫而後遍身漐漐微似有汗。羨稱之曰益佳。陽明不靳與汗固佳。䰟汗由太陰過付而來。則益佳也。假令稍爲强汗。將如水流漓。挾其慓悍之穀氣。越出病形之外。病不肯除也必矣。若一服汗出病差。是藥力之能事已畢。停後服一語似無消說。乃再則曰不必盡劑。彼欲盡劑者。以爲寧爲過量也。豈知一服則闔力多而開力少。後服則闔力少而開力多。盡劑反重開太陽也。若不汗寧更服依前法。何以未肯更作服耶。非愛惜藥力也。更服太陽較易開也。又不汗後服。胡得汗之難耶。續自汗雖取給於陽明。實乞靈於太陰。足太陰舉稼穡之精氣以奉上。手太陰纔代太陽以汗解也。曰小促役其間。爲熱稀粥後盾。振足太陰之懦。助足太陽之弱。何不汗之有。吾獨疑其半日許。始令三服盡。顯見更服後服猶留而未盡也。豈非故重其病耶。孰意病重者尤夜以繼日服。大抵日服太陽之病未必衰。夜服庶幾太陰之令行。迨周時觀之。仍視藥劑之如量未如量以爲衡○○如其服一劑盡病證仍在者○○作未嘗服一劑論可也○○曰更作服○○何其不肯改易方針乎○○若不汗者○○乃服至二三劑以尾其後○○長沙眞阿其所好哉○○服畢後尚有未盡之詞○○汗解在言外○○非闕太陽之自解○○太陰以汗解太陽在言外○○未舉等物以示禁○○卽素問强食有所遺之旨○○防陽明爲太陽之累○○實防食物爲桂枝之累○○桂枝湯與足太陰合其撰○○下文以一稱麻黃○○而以二稱桂枝○○一者陽之稱○○二者陰之稱○○麻黃有乾剛○○桂枝有坤德者歟○○獨是芍藥陰也○○薑桂亦陰耶○○長沙方所以有不可思議者在○○逐味求之○○抑末矣○○適寒訓從寒○○卽內經適寒涼者脹之適○○揭

開鼎蓋。略受寒氣也。

太陽病。頭痛。發熱。汗出。惡風者。桂枝湯主之。

闕中風二字。冠太陽病三字。風邪已過去。太陽尚病耶。註家疑本節爲重出。吾謂太陽未受桂枝湯之賜。病未衰固病。病已衰亦病。病在無藥引太陽之陽。歸根太陰。無藥敵太陰之陰。互根太陽。就令外邪已罷。仍可以外證未解目之。下文太陽病不解。熱結膀胱節。有外解外不解之分。同此例也。不然。頭痛發熱汗出惡風四證。豈太陽之本相如是哉。乃浮陽未歸經之變相猶存在。故同是頭痛也。頭痛未止在言外。以太陽未貫徹其頭。陽經不受氣於陽。將習慣於痛。亦同是發熱也。。熱有所存在言外。。經謂穀氣相薄。。兩熱相合。。故有所遺。。此則汗氣相薄。。兩熱相合。。亦有所遺。。以其非熱自熱而汗自汗。。熱不發而汗發之。。汗不出而熱出之。。故不曰熱自發汗自出也。。皆由太陽有開而無闔。。縱不覺其漏汗。。亦覺其漏風。。不當汗出卻汗出。。並非中風卻惡風。。則汗出惡風又同而異。。與素問諸遺異而同。。素問責其強食。。吾則惜其勿藥也。。桂枝湯主之。。補一劑三服之缺。。愈以見服至二三劑之不爲濫也。。不曰用前法。。更新太陽足矣。。無取汗之必要也。。不用法便是法。。易法不易方。。起下文易方不易法也。。

太陽病。。項背强几几。。反汗出。。惡風者。。桂枝加葛根湯主之。。

太陽循背行。。人身之背面。。卽太陽之正面也。。正面上有外面表面。。發於陽則外證現外面。。發於陰則表證現表面。。其外面表面不與人身相背者。。太陽不反張。。則不觸不背矣。。乃無反張之形。。而有反張之勢。。是正面如反面。。形容之曰項背强几几。。若反翼之鳥者然。。其反且背也。。非太陽故爲拗狀也。。項背似有葛藤在。。手太陰肺爲牽引。。而後皮毛强爲之合也。。假令闔而不開。。則外證作表證論矣。。無汗而已。。否則上開下不開。。下焉不能翻爲上。。陰不升亦無汗。。或下開上不開。。上焉不能翻爲下。。陽不降亦無汗也。。本證則上開下亦開。。獨項背爲中梗。。手足太陽儘有反動力。。翻無汗爲有汗。。故曰反汗出。。豈徒謂其不當如是反如是哉。。謂太陽與項背。。本不相反而適相反也。。胡不曰反惡風耶。。風邪非襲入太陽署之底也。。特惡其儼與項背爭强弱。。復牽引太陽之面。。轉令太陽無强力以反入。。亦無强力以反出。。反而不折。。故不曰如柔痙狀也。。當以桂枝湯爲禁劑。。恐其收易而放難。。惟有仿繫鈴解鈴之法。。太陽方翻作太陰方。。則禁劑變爲神劑矣。。桂枝加葛根湯主之。。詳註方後。。

桂枝加葛根湯方

桂枝三兩去皮　芍藥二兩　甘草三兩炙　生薑三兩切　大棗十二枚擘　葛根四兩

右六味以水七升。納諸藥煑。取三升。去滓。温服一升。不須歠粥。餘如桂枝將息。及禁忌法。

此變通桂枝湯之頭一法。存桂枝之名。而所加者葛。不易方之易方。如桂枝之法。而僅去者粥。不易法之易法。葛之義。鍼對項背之葛藤。根之義。撥正陰陽之互根也。手太陰之根。互足太陽者也。能行使麻黃發表證之汗。發之自能收。足太陰之根。互手太陽者也。能行使桂枝解外證之汗。繫之而後解也。若手太陰越俎與外證相持。則左矣。以其沒收桂枝證入毛脈之中。。雖有桂枝湯而不適用。。太陽得其反。。實太陰失其正也。。葛根入土最深。。得土味最厚。。本草稱其起陰氣。。味起陰氣三字。。正教人物識葛根的眞詮。。蓋起地氣以爲雲。。自爾引天氣以爲雨。。一味藥能上下其陰陽。。已非尋常所可及。。尤異在右旋者根。。而左旋者紋。。更莫名其轉圜之妙。。卽謂手足太陰。。首以葛根爲更始可也。。凡用葛根。。皆本此義。。特變桂枝之闔力爲開力。。則本節爲濫觴耳。。

太陽病。。下之後。。其氣上衝者。。可與桂枝湯方用前法。。若不上衝者。。不可與之。。

上言太陽病項背强几几者。。繪其形耳。。其形不下。。其氣不上可知○○氣生形者也○○舍其氣以求其形○○尚有遁情哉○○特患下之後○○沒收其形於下藥之中○○桂枝證之仍在不仍在無信息○○則桂枝湯之可與不可與有疑團矣○○蓋形歸氣則氣之動靜卽其形○○苟非求形於氣○○安能求方於法乎○○況下後其氣往往下趨乎○○卽上矣○○倘非奉上而衝上○○衝則甚於動也○○太陰篇以胃氣弱易動之故○○桂枝明明減芍藥○○本證謂非因誤下之故○○衝動太陰○○吾不信也○○與桂不與芍○○不如不與矣○○與桂仍與芍○○不如俟其氣不衝而後與矣○○豈知其氣自有其氣之勢力○○假如上衝其氣也○○則太陰爲被動○○正惟其氣上衝也○○是太陰爲自動○○陰氣不爲下藥所持○○遂一鼓以

作其氣。。就令不以桂枝之形。。附諸桂枝。。卻提舉太陽之病。。還諸太陽。。則後此無形之病證。。可作前此有形之病證觀也。。曰可與桂枝湯方用前法。。無前法。。安得有後師哉。。師其法以辨形。。用以將息桂枝證之枝葉。。師其法以認氣。。用以將息桂枝證之根荄。。明夫此。。始可與言用方用法也。。反言之曰。。若不上衝者不可與之。。此又前法所未備。。亦與後法有未符。。彼非下後汗出而喘無大熱。。似無禁桂之必要也。。吾謂下文因誤下立方立法者何限。。卽服桂枝湯後。。仍有易方易法也。。不可與卽可與之互詞耳。。起下文不與桂枝之與桂。。後法從此始。。前法未告終也。。

太陽病○○三日已○○發汗○○若吐○○若下○○若溫鍼○○仍不解者○○此爲壞病○○桂枝不中與也○○觀其脉證○○知犯何逆○○隨證治之○○

書太陽病○○爲足太陰書也○○曰三日已○○已訓止○○病未止而止○○必其氣當上而不上也○○獨是未經誤下○○氣不上衝者亦其常○○如欲徵明地氣之奉上○○當從食穀上討消息○○例如少陽篇所云○○其人反能食而不嘔○○認定陽明之降○○可識太陰之升矣○○彼條曰三陰不受邪○○又可悟地氣上必有汗以卻邪○○桂枝中與矣○○以有其氣在○○能收放藥力故也○○苟置陰氣於不問○○陽汗必一發而無餘○○雖解汗亦作發汗論○○況昧昧者尤不止此○○若吐若

下若温鍼。。是其慣技。。曰仍不解者。。遑有解法哉。。此爲以法壞法。。汗壞吐壞下壞鍼壞。。壞無差等。。而病無主名。。故以壞病名之。。此外獨少陽篇僅一見耳。。彼則有譫語無脈證。。少陽之轉樞決不靈。。故曰柴胡證罷。。此則有脈證無譫語。。太陽之變端幾莫測。。故曰桂枝不中與也。。何以不立方立法耶。。犯逆不止一端。。見證亦不止一端。。斷非一方一法所能收拾。。此壞病所爲病不勝病也。。合治之反不治。。分治之庸可治。。惟有遍觀其脈證。。便知先見之逆犯何逆。。隨證治之。。治其一而後及其餘。。亡羊補牢斯已耳。。法法具在下文。。不曰以法治之者。。在少陽則以本篇爲前法。。在本條則以上條爲前法。。前法已恝焉不用矣。。後法尚修陳平哉。。
桂枝本爲解肌。。若其人脈浮緊。。發熱。。汗不出者。。不可與也。。須當識此。。勿令誤也。。
肌字看似外字之訛也。。胡不曰桂枝本爲解外耶。。肌肉非太陽所主。。解外而及於肌。。又篇內之創見也。。長沙正恐人於解外二字見之熟。。以爲桂枝但走毫毛。。遂濫用市上疏散品。。以代行桂枝。。就令桂枝可與亦不與矣。。醫者亦知桂枝湯先闔後開乎。。其原動力則收回皮毛之汗。。還入肌理。。其反動力則提挈肌理之汗。。續出皮毛。。苟未明分肉之間。。本有溱溱之汗爲涵濡。。則末矣。。蓋浮升太陽之陽者汗。。沈浸太陽之陰者亦汗。。其本陰若不勝穀氣者然○○正陰弱汗自出之候也○○若其人脈浮緊○○何來一脈如出兩人乎○○陽則開而陰則闔○○此反弱爲强之緊脈○○欲閉拒外邪者也○○獨惜外邪不爲其所拒○○而汗則被拒○○宜其發熱證具○○足徵陽尚浮○○汗出證不具○○顯非陰亦弱○○是中風證僅有其一○○傷寒脈又類其半○○無非麻桂二證不悉具○○殆不關於餘邪之幻相○○乃其人足太陽之脈象與人殊○○不爲手太陽之汗脈○○打通其消息○○反無解肌之足言○○雖有將息法在○○桂枝徒爲其足脈所愚弄耳○○不可與也○○得毋麻桂二者必居一於此耶○○亦不盡然也○○下文脈浮緊之麻黃證則如彼○○非麻非桂之脈浮緊證又如彼○○叮嚀之曰須當識此○○

識此難。。因此識彼爲尤難。。警告之曰勿令誤。。一誤之誤誤其人。。勿令再誤之誤誤人人也。。

若酒客病。。不可與桂枝湯。。得湯則嘔。。以酒客不喜甘故也。。

上言壞病則桂枝之治法不適用。。緊脈則桂枝之脈法不相符。。爲反對桂枝之兩陪客。。此外殆無陪客矣乎。。若酒客病。。又與桂枝湯爲難矣。。桂枝長於解病。。非長於解酒也。。毋寧解酒未解病。。其病或可以不解解之。。以其以酒氣受邪。。儼代太陽爲病主。。何必以桂枝湯爲嘗試。。轉令酒客生疑乎。。蓋得湯則嘔者其常。。爲酒嘔。。非爲湯嘔。。爲酒氣與藥味不相投則嘔。。若疑爲藥性與病情不相得。。則桂枝湯太不値矣。。申言之曰。。以酒客不喜甘故也。。喜酒不喜甘。。吾惜其中央之稼穡無羨餘。。必無裨於地氣之奉上。。上言下後氣不上衝者。。度亦酒客之流也。。黜甘字。。桂枝湯可以謝絕乎哉。。不可與云者。。非迎合其嗜好。。曲爲遷就也。。不喜甘云者。。殆屏酒客於言外者也。。

喘家。。作桂枝湯。。加厚樸杏子佳。。

本條不禁桂枝矣。。何得爲作耶。。前方有桂枝湯在。。後方有桂枝加厚樸杏仁湯在。。上文且有桂枝加葛根湯在。。下文不止有桂枝加附子湯在。。條條不曰作。。亦不曰述也。。夫非閒字可删則删耶。。下文作甘草乾薑湯。。更作芍藥甘草湯。猶謂其因桂枝之誤以立方也。本條不過爲喘家多備一湯耳。非因桂枝之誤更行桂枝也。作不作曾何足異。況句末一佳字。尤爲喘家所樂聞。何以句中無與字耶。甘草乾薑湯曰與之。芍藥甘草湯曰與之。不言與。必靳而不與矣。有此佳作。毋亦俟其喘罷而後與之耶。豈知喘家無主桂之例。桂枝條下無喘字。麻黃條下纔有喘字也。得麻黃證無消說。若得桂枝證。則難乎其爲桂枝矣。不能以麻代桂也。桂枝又適以重其喘也。惟桂枝湯翻作麻黃用。不與麻之與麻。與桂一如未與。其斯爲善與桂枝也。語氣謂本方非爲喘甚而作。爲避桂枝之義例而作。但存桂枝湯之名無濫與桂枝之謂。不可與而與。不同上文不可與則不與也。抑亦便宜於喘家者也。此變通桂枝之第二法。所謂文窮而後詩工者歟。故曰佳也。

凡服桂枝湯吐者。其後必吐膿血也。

喘家且可作桂枝。凡服桂枝無問題矣。即吐亦無人加意也。無何吐膿血。夫誰不委過桂枝耶。吐而曰必。則勢難倖免可知。必而曰凡。則時常見慣可知。又曰其後必吐。明明其前不吐矣。更何辭以辯護桂枝耶。又不曰不可與。明明不禁其與矣。抑何恃而不顧慮桂枝耶。彼得湯嘔者。嘔湯也。無貽患也。服湯吐者。未必吐湯。而且一再吐也。豈非桂枝之咎耶。吾謂桂枝猶艱於所遇也。。下文服桂枝湯後發生他證者。。大都桂枝之原動力。。爲熱邪所利用。。桂枝先闔而後開。。熱邪遂先入而不出。。如其不得汗而得吐者。。桂枝非無反動力以卻邪也。。無如桂枝非吐劑。。吐之轉予邪以上膈注胸之路。。瓜蒂湯不能爲後盾也。。瓜蒂吐胸有寒耳。。非吐胸有熱也。。惟勿治之以觀其後而已。。曰必吐膿血。。殆即厥陰之熱氣有餘。。彼發癰膿。。此吐膿血。。癰膿膿血亦何常之有。。厥陰唾膿血爲難治。。尙有麻黃升麻之主劑。。嘔家有癰膿不可治。。尤有膿盡自愈之明文。。况太陽非主血所生病。。又何關重要乎。。喘家吐膿血又何若。。喘滿狀類肺癰。。膿血恐非愈兆。。酒客吐膿血又何若。。嘔酒帶血則有之。。若膿血隨其後。。究非酒客所宜。。則凡服桂枝湯吐者。。皆可與桂枝者也。。然必膿血盡而餘邪始告肅清。。桂枝還有知己哉。。長沙非奚落桂枝也。。爲責備桂枝者打破後壁。。狐疑者聽。。篤信者亦聽。。如欲舍桂枝以易他方。。則寧缺毋濫也。。

太陽病。。發汗。。遂漏不止。。其人惡風。。小便難。。四肢微急。。難以屈伸者。。桂枝加附子湯主之。。

病發於陽。。爲外證。。宜解汗不宜發汗。。書發汗。。追其誤也。。書太陽。。慰未亡也。。書遂漏不止。。不曰汗漏不止。。不漏汗則漏風。。漏汗有已時。。溫粉撲之庸或止。。漏風無已時。。溫粉撲之不能止也。。書其人惡風。。不曰太陽惡風。。太陽欲不避風而不得。。其人欲不當風而不能。。太陽尙有分肉之間爲保障。。其人已等於皮毛之不存。。故同是惡風之隱情。。翻作其人之現狀。。髣髴太陽不願依附其人也。。髣髴其人寍願依附別人。。任令太陽託庇於陽明也。。兩陽並域。。淸肅之令必不行。。書小便難。。津液難下可知。。且愈以見小便不能收引毫毛之返力入膀胱也。。曰四肢微急。。太陽急欲出以衛外。。無如陽氣微。。四肢亦急欲安放太陽以衛外。。無如四肢之力亦微。。急以微見者。。正急狀之甚焉者也。。夫使三陽若離合。。其從容不迫之肢體爲何若。。行見其伸而屈也。。不覺其陰之短。。其屈而伸也。。恰合其陽之長。。直謂之未嘗屈伸可也。。若以最易爲力之舉動而曰難。。其人又不順受桂枝之一分子也。。蓋恐桂枝之闔力有未逮。。而開力或過之也。。桂枝加附子湯主之。。加倍桂枝之闔力。。寧減半其開力。。殆服已則諸恙一齊收拾。。須臾則太陽自爾更新者歟。。此變通桂枝之第三法。。操之而略縱之也。。

桂枝加附子湯方

卽桂枝湯方加附子一枚炮。

太陽病。。下之後。。脈促。。胸滿者。。桂枝去芍藥湯主之。。

若微惡寒者。。桂枝去芍藥方中加附子湯主之。。

太陽病下之爲逆。。下之後仍逆。。蓋病發於陽。。誤下則標陽逆入於胸而不能復出也。其不至失所依據者。膈上賴有陽明少陽之脈在。三者相得不相失。陽氣纔不陷入膈內耳。獨惜三陽有合而無離。就令三陽不受邪。而胸已受邪。差幸結胸證不具者。以無寸浮關沈之脈。脈促而已。下文脈促不結胸者爲欲解。桂枝證脈促又曰表未解。是促脈仍介於解不解之間。在太陽作欲解論。在胸次作未解論矣。緣胸滿則顯有邪在故也。然論內胸滿不勝書。胡本證獨脈促耶。促爲陽脈。數中一止。儼於頻動之中。倏然一靜。靜與動相應。而動與靜相隔。是太陰太陽之消息已潛通。無如不能行使其氣以衝開胸際之邪。轉覺三陽俱動。而太陰反不動者然。看似可行瓜蒂也。本論下後無吐法。況其未經汗解乎。若人又阻礙桂枝之一分子。與桂枝加附尤牴觸。苟非滅盡桂枝之閭力。加倍其開力。何以辟易太陽之遺病。還出太陽乎。桂枝去芍藥湯主之。立法則解之而不復繫之。立方則縱之而不復操之也。此變通桂枝之第四法。若微惡寒者。餘邪尚未干休也。寒不在外。惡寒之狀以微見。恐薑桂之力有所以遺也。桂枝去芍藥方中加附子湯主之。更加倍其溫力。又變通桂枝之第五法。前方不加芍。本條兩去芍。操縱芍藥也。三方兩加附。一方不加附。操縱附子也。

桂枝去芍藥湯方

即桂枝原方去芍藥。

桂枝去芍藥加附子湯方

即桂枝去芍藥加附子一枚炮。

太陽病。得之八九日。如瘧狀。發熱惡寒。熱多寒少。其人不嘔。圊便欲自可。一日二三度發。脈微緩者。爲欲愈也。脈微而惡寒者。此陰陽俱虛。不可更發汗。更下更吐也。面色反有熱色者。未欲解也。不能得小汗出身必癢。宜桂枝麻黃各半湯。

書太陽病。非病於病。病於虛也。七日以上之病已過去。八九日不過追溯其得病之始。本太陽所致。故不曰病八九日。曰得之八九日云爾。狀其病曰如瘧。非病非瘧故曰如。。以其發熱惡寒。。熱多寒少。。固不象前時初得之病狀。。亦不象現時新得之瘧狀。。瘧狀當汗出。。闕汗出二字。。是寒熱非關於久病所釀成。。乃關於失汗所釀成。。則亦以無汗之虛病目之而已。。得毋其人或嘔耶。。例如發熱無汗。。嘔不能食。。屬陽明未可知也。。書其人不嘔。。顯與其人反能食而不嘔渾相若。。匪特陽明證不見。。三陰證亦不見也。。書圊便欲自可。。何止能食。。且能化食矣。。自可云者。。自爾糟粕降而津液行。。其汗可立致者一也。。如謂其人有不若人之處。。吾亟欲請示長沙矣。。抑經氣失其常度耶。。書一日二三度發。。晝發夜不發。。既盡一日以行陽。。二度則陽而陰。。三度復陰而陽。經氣之充周爲何若。其汗可立致者二也。否則脈象有異同耶。書脈微緩者。緩脈非初時汗出之脈哉。看似有留而未出之微汗。爲卻邪之後盾。而後緩脈無恙在也。微緩又顯見太陽業已歸經。不受餘邪之束縛。其汗可立致者三也。斷言之曰爲欲愈。愈乃解乎。解乃愈乎。長沙又一眼看破其微脈。假令緩而不微。卻發熱汗出而解無疑義。若脈微而惡寒。太陽必無溱溱之汗爲保障。寒邪敢露其眞相者。欺太陽之不敵耳。汗解云乎哉。曰此陰陽俱虛。非陰陽本虛已如此。因發汗繼以下。下後繼以吐。置太陽於不顧故如此。曰不可更發汗。更下更吐也。既往可恕。未然不可忽。凡藥無裨於陰陽者。皆作虛虛論也。雖然。禁吐下可也。寒熱亦有汗禁耶。其人非往來寒熱也。正邪無分爭久矣。正虛邪亦虛。與虛形相得。而薄於面上。面上無寒色而反有熱色者。非欲愈之端倪乎。無如面不惡寒身惡寒。身不發熱面發熱。無汗之面縱欲愈。有汗之身未欲解也。以惡寒便不能得小汗出故也。夫汗而曰小。汗非正大可知。譏其爲餘邪之護符。與宵小之汗無以異。安望其翻作微似汗。爲太陽出力乎。曰身必癢。行將蝕其身矣。邪與汗互變。殆逢寒則蟲之小激刺者歟。玩身字。一身非太陽所有。微汗必太陽所無。發汗將悉索太陽而不得。是奪太陽。

麻黃固發汗。。桂枝亦更發汗之一也。。然解外又宜桂。。解表又宜麻也。。必令桂枝不以汗解外。。麻黃不以汗解表。。纔是操縱麻桂也。。仲聖權宜而兩用之。。不過略進退其等分。。便與原方之作用若逕庭不同也。。則神乎莫測耳。。此變通桂枝之第六法。。亦變通麻黃之第一法。。起下麻桂互變也。。宜桂枝麻黃各半湯句。。詳註方後。。

桂枝麻黃各半湯方

桂枝二兩十六銖去皮　芍藥　生薑切　甘草炙

麻黃各一兩去節　大棗四枚擘　杏仁二十四個湯浸去皮尖及雙仁者

右七味。以水五升。先煮麻黃一二沸。去上沫。內諸藥。煮取一升八合。去滓。溫服六合。

麻黃秉天氣以發汗○○發之自能收○○故以解表見長○○桂枝秉地氣以解汗○○繫之而後解○○故以解外見長○○若合而分之曰各半○○非專責桂枝以解汗○○非專責麻黃以發汗○○分而合之曰各半湯○○又半取桂枝以解外○○半取麻黃以解表○○吾獨疑强麻桂以就範○○未審無情之草木○○肯樂爲短馭否耳○○孰意仲聖割愛麻桂○○正欲以半麻半桂與天地參乎○○緣其人手足太陰無恙在○○則腹裏之神機大可用○○桂枝入腹○○必地氣合其半○○解外自有足太陰之雲○○半桂不必有其德○○麻黃入腹○○必天氣合其半○○解表自有手太陰之雨○○半麻不必有其功也○○其外未解者○○不過薄於面上之遺熱○○其表未解者○○不過薄於

身上之遺寒耳。。但得麻桂之氣候一到。。則餘邪自散。。如天邊黃葉。。望秋先零。。太陰太陽消息之潛通。。其人猶未及覺也。。不曰汗出必解者。。小汗固無問題。。解病亦不求徵實。。非有投鼠忌器之見存。。特掣肘麻桂也。。亦非以麻替桂。。以桂替麻。。對調其半也。。未嘗向面部身部折一矢。。所爲虛以虛治。。並半麻半桂之實力而空之。。於兩無所用之中。。得其妙用。。謂本湯爲手足太陰各半湯可也。。反應上兩條加倍桂枝之實力。。故作搔癢不着之麻桂。。宜其等分不能以累黍計。。惟氣味各得其半。。則不溢一絲耳。。半爲自下而上之氣味。。半爲自內而外之氣味。。彼粃糠麻桂者。。詎易淺嘗而得乎。。杏仁且去雙仁。尚防各半之不稱。亦微矣哉。

太陽病。初服桂枝湯。反煩。不解者。先刺風池風府。卻與桂枝湯則愈。

書太陽病。受病在未得桂枝證之先也。桂枝證之邪從毛竅入。本證之邪先從風府入故也。巨陽之脈連風府。上髮際一寸者是。風府左右曰風池。下髮際陷中者是。在瘧疾則邪入而旋出。出風府而日下一節。出入有端倪。在本證則邪入而未出。入腦空而盡於風池。出入無期候。初時第覺頭項有邪。經穴無邪者。因陽浮而邪不盡浮。遂劃分頭項經穴之邪爲各半。露其半者以有桂枝證在。掩其半者亦以有桂枝證在也。宜其初服桂枝湯一升。反桎梏標陽於兩邪交迫之中。其頭項上已發現之熱邪。拍合在標陽之面。其經穴中未發現之熱邪。拍合在標陽之底。兩熱有合而無開。無論已未發熱反不熱。證本不煩反發煩。此又排擠桂枝之一分子。豈真如欲自解者。先煩乃有汗出而解哉。實指之曰不解。則須與不汗又不汗可知。不解而病無他變。又當易法不易方可知。獨是陽不耐熱故煩。極其情。不啻遷怒桂枝也。陽不遇陰亦煩。極其情。不啻遷怒本陰也。詎知先入之邪。已斷梗足太陽下項循肩之路。一絲不續則胥壞判。桂枝從何貫徹太陽乎。如欲打通其消息。先刺風池風府。開風府故先闔風池。

鍼畢卻以桂枝尾其後。。盡一劑之長則愈耳。。何以又讓桂枝先行耶。。豈非枉服桂枝一升耶。。長沙教人用鍼在後服之先耳。。非教人用鍼在初服之先也。。桂枝能揭發熱邪所在地。。而後可刺之處無遁形。。故寧使初服貽增劇之譏。。而以鍼鋒爲將息。。彼駭視桂枝者。。未許議其後也。。刺法雖奇。。桂枝未爲拙也。。是亦變通桂枝之第七法。。上條半桂合半麻。。桂枝方外方。。本條兩桂間一刺。。桂枝法外法也。。

服桂枝湯。。大汗出。。脈洪大者。。與桂枝湯如前法。。若形如瘧。。日再發者。。汗出必解。。宜桂枝二麻黃一湯。。

不冠太陽病三字。。胡服桂枝湯耶。。熱自發汗自出者。。

桂枝證也。汗出而熱不敢入者。以陽浮故。汗出罷而熱仍不敢入者。以桂枝湯先收回其陽。並收斂其汗。不收受熱邪故。苟服已而大汗出。大汗越出熱邪之外。熱邪遂遁入大汗之中。則謂桂枝收邪不收汗。不得爲誣也。況汗不卻邪。邪將卻汗。勢必逼取太陽自固之汗。一發無餘。非有大過人之汗而大汗出。微汗固未續。小汗亦不留在言外。於是并於陽之熱不即去。生於穀之汗不再來。行將悉索其漐漐之汗而不得。大汗可爲不汗之反證。以須臾之藥力。亦一發無餘故也。夫以不諳將息法之人服桂枝。直是服如水流漓之湯方耳。詎服汗解太陽病之湯方乎。不書太陽病者。明乎桂枝非與太陽有牴觸。。乃服藥不如法。。與前法有牴觸也。。假令脈微而惡寒。。又不能爲桂枝恕矣。。桂枝豈同重虛陰陽之汗藥哉。。書脈洪大者。。素問謂太陽脈至。。洪大以長。。洪大脈是太陽無病所應爾。。惟長則氣治。。大汗大耗其穀氣。。度無長脈之足言。。獨是洪大脈連下僅兩見。。下文又明言大則爲虛也。。大與微之比較。。微而虛。。則戒更發汗。。大而虛。。則若不汗又不汗。。洪大云者。。熱邪乘虛而入之象。。與太陽脈至有異同也。。曰與桂枝湯如前法。。何居乎偏辱桂枝耶。。前法轉移大汗庸有之。。與洪大脈何涉耶。。吾謂除卻桂枝證外無餘證。。便無別法以易前方。。亦無別方以易前法。。桂枝先闓太陽者也。。對熱邪若冰炭。。桂枝復開太陽者也。。擲微汗如鋒鏑。。曰形如瘧。。微汗至矣。。熱邪放鬆太陽。。轉與汗戰矣。。特句上多一若字。。微示前法未備之意。。指瘧狀僅露太陽之遺形。。太陽仍沒收於病形之內。。客其形者熱有所存。。郤其熱者汗難取勝。。不曰二三度發。。曰日再發。。一鼓汗勝邪。。再衰邪勝汗。。日延一日未可知。。且發熱惡寒證不具。。熱餒早爲汗衰。。汗液亦無寒分。。徒留此不了了之虛形。。太陽將安之若素矣。。曰汗出必解。。汗解所爲非桂莫屬也。。然旣兩用桂枝矣。。倘服至三劑。。而太陽之闃寂如故。。將奈何。。又當爲全個太陽謀出路。。宜桂枝二麻黃一湯。。與手足太陽交換其神通。令太陽翻作麻桂之威信以出。何不汗解之有。此變通桂枝之第八法。亦變通麻黃之第二法。有用麻桂之名。卻無用麻桂之實者。其窮神達化之仲景乎。

方旨詳註於後。

桂枝二麻黃一湯方

桂枝一兩十七銖去皮　芍藥一兩六銖　麻黃十六銖去節　生薑一兩六銖切

杏仁十六箇去皮尖　甘草一兩二銖炙　大棗五枚擘

右七味。以水五升。先煮麻黃一二沸。去上沫。內諸藥。煮取二升。去滓。溫服一升。日再服。

桂枝本二也。陽非陰不治。桂枝有坤柔。故義取其二。麻黃本一也。陰非陽不治。麻黃有乾剛。故義取其一。。本論無桂枝一麻黃二湯可知矣。。凡主桂枝者可作二湯觀。。凡主麻黃者可作一湯觀矣。。然既宜桂枝之二。。又宜麻黃之一。。豈非二不成二。。一不成一哉。。又何異麻桂各半湯之不陰不陽哉。。吾謂各半湯的是不陰不陽。。太極本無極。。本方是一陰一陽。。無極而太極。。各半湯不牽動陰陽。。正休養其陰陽。。本方更換出陰陽。。正還復其陰陽。。然則不陰不陽者。。不開不闔之謂。。一陰一陽者。。一開一闔之謂乎。。又非也。。桂與麻相得。。毋庸以闔力見長。。麻與桂相得。。毋庸以開力見長。。且桂枝繫之而後解。。麻黃發之自能收。。二方具有對待往來之妙。。所異者桂枝歠粥以解外。。麻黃不須歠粥以解表耳。同是覆取微似汗。又曰餘如桂枝法將息。是麻黃證亦無如水流漓之慮。況桂枝證與桂枝湯如前法。可爲麻黃榘矱乎。乃曲盡桂枝之長。猶特揭之曰汗出必解。豈大汗後可以窮桂枝哉。長沙取如瘧之汗。易如反掌。如謂本湯純爲卻邪而設。何其以不武小視麻桂乎。從可知本方與各半湯。皆納入於無聲無臭之中也。各半湯抛空麻桂。無所謂麻桂也。取各半而已。本方融會麻桂。亦無所謂麻桂也。取桂枝二而已。取麻黃一而已。服桂兼服麻。非服桂枝也。服麻兼服桂。非服麻黃也。服桂枝之二而已。服麻黃之一而已。不稱其力稱其德。一二兩字。其方意之眞宰歟。蓋陰陽爲生人之命脈。一二乃陰陽之點子。篇內於閒中點出。便如神龍之有睛。渺不知其在九霄之上。抑九淵之下也。註家管窺經方。一見麻桂。祇以兩解二字了之。曾何夢見一隙耶。

服桂枝湯。大汗出後。大煩渴。不解。脈洪大者。白虎加人參湯主之。

同是服桂枝湯大汗出。句下多一後字。太息其後未聞與桂枝湯如前法也。不轉瞬而大熱成矣。書大煩渴。顯繪標陽之情狀。以見熱邪相逼之甚。大煩則非本陰之弱所能安。大渴則非數升之水不能救矣。書不解。恐人對於解不解有狐疑。以爲不解不敢行白虎。則誤矣。以爲解後始行用白虎。又晚矣。假令熱邪脫離太陽之標陽。而熱與熱相引。轉合太陽中氣之熱。及少陰本氣之熱。冶爲一鑪。非不表裏俱熱也。特白虎證相差在毫釐。太少遂懸殊如霄壤。彼大青龍證下文有曰無少陰證矣。豈白虎獨不問少陰證之有無乎。誠以本節惡風惡寒證不具。太陽之本相已非。且煩渴在大汗之後。尤爲白虎證所創聞。長沙直欲以不解二字印入羣醫之眼孔。必桂枝證仍在。而後太陽之受病無遁形。徵諸脈洪大者。洪大又非少陰脈所能僞。則白虎庶無坎陷之凶耳。白虎加人參湯主之。遑泥守桂枝湯法乎。桂枝本爲解肌。卻不能解白虎證之肌。桂枝證釀成白虎證故也。。白虎本非解肌。。卻能解桂枝證之肌。。白虎證原是桂枝證故也。。白虎與白虎異。。轉與桂枝同。。桂枝與桂枝異。。轉與白虎同。。如桂枝法將息以易方。。殆亦汗出必解在言外。。此變通桂枝之第九法。。亦變通白虎之第一法也。。方旨詳註於後。。

白虎加人參湯方

知母六兩　石膏一斤碎綿裹　甘草二兩炙　粳米六合　人參三兩

右五味。以水一斗煑。米熟湯成。去滓。温服一升。日三服。

易乾卦雲從龍。。風從虎。。龍虎能役乎天也。。動物中之最動者也。。龍得春氣。。故曰青龍。。取龍騰而雨降。。汗之義也。。虎得秋氣。。故曰白虎。。取虎嘯而風至。。涼之義也。。青龍姑勿論。。白虎則首先出現矣。。本論白虎見之熟。。先桂枝而後白虎則僅見。。桂枝中風證也。。假令傷寒服麻黃。。大汗後而證脈相類。。可行白虎乎。。本論祇有傷寒無汗之白虎。。未有傷寒有汗之白虎也。。汗越則熱不結。。白虎不中與也。。假令傷寒服桂枝。。愈不汗而證脈又相類。。可行白虎乎。。本論祇有傷寒無表證之白虎。。未有傷寒表不解之白虎也。。表在則外不開。。白虎不中與也。。何以本證外不解又行白虎耶。。此看入一層之外不解。。非看出一層之外不解也。。設非桂枝爲之前。。白虎不能爲之後也。。浮陽一收。。山君遂從疏理中霹靂而出。。令太陽無石破之驚者。。桂枝之力也。。彼服市上疏散品大發其汗。。邪正早已混淆。。白虎肯爲他藥任過乎。。白虎與青龍之比較。。宜以麻黃一湯稱青龍。。以桂枝二湯稱白虎。。青龍翻作麻之一。。白虎翻作桂之二故也。。彼方詳註在下文。。本方則知母形如虎。。石膏白於石。。知母豐滿毫毛。。石膏紋如腠理。。二物皆稟氣於寒。。一得稉穤以助其精力。。便如破壁之龍。。若碎石膏而裹以綿。。用以範其悍。。加人參以止大渴。。用以補其虛。。方下之註脚。。毋乃若是。。然執一斑以例眞詮。。看似救桂枝之誤也。。孰意其代行桂枝之反動力以開太陽乎。。上條曰與桂枝湯如前法。。本條易其詞曰與白虎湯如前方。。則敢服桂枝者差可自豪耳。。

太陽病。。發熱惡寒。。熱多寒少。。脈微弱者。。此無陽也。。不可發汗。。宜桂枝二越婢一湯方。。

病在陽。。始書太陽病。。安有無陽之太陽病哉。。發熱惡寒。。非明明病發於陽哉。。彼寒多熱少。。在厥陰爲陽氣退。。則熱多寒少。。在太陽爲陽氣進矣。。若以證論證。。謂爲陽多於陰。。猶有說也。。奈何脈微弱。。與上脈微緩僅易一字。。緩脈是浮弱二脈渾爲一。。弱脈是陰陽二脈缺其一。。故同是微也。。浮陽歸經之微則如彼。。彼有陽也。。浮陽離經之微則如此。。此無陽也。。脈無陽而證有陽。對言之則證無陰而脈有陰。看一面勘出兩面。此證所以無陰者。必陽過於浮。曳陰弱而不起。此脈所以無陽者。必陰過於弱。緊浮陽而不住。而後微浮不見浮。微弱僅見弱也。得毋并於陽則熱多。熱盛故掩其浮。并於陰則寒少。寒薄故不掩其弱耶。非也。苟浮陽為多熱所包圍。脈當洪大以弱。未有陽盛而脈微之理。上言脈微而惡寒。則發熱不關脈微可知。惟汗出為陽微。陽氣或隱或現故曰微。不書汗出。更掩護微陽於微汗之中。則微之又微。大抵熱邪相逼之甚。浮陽方藉溱溱之汗為保障。宜其汗浮於陽。而熱浮於汗。不至形如瘧者。汗無暇以卻邪。邪無隙以奪汗耳是脈微顯非汗出必解之脈。亦非陽脈微先汗出而解之脈。乃微與弱僅有一絲之連。皆因手足陰陽如藕斷連陰陽者汗。變見浮脈爲微脈者亦汗也。假令脈浮自汗出。毫毛以外卽天涯矣。孤陽還有鄉思哉。曰不可發汗。一發便難收。欲急追其陽而不得。豈鞭長莫及之桂枝。發汗後倘可更行乎。就如陰弱汗不出。又無主桂之例也。曰宜桂枝二越婢一湯方。長沙又不如前法以用桂矣。夫二者陰之稱。一者陽之稱也。無陽則陰獨。妙以越婢伴桂枝。桂枝有后德。越婢無躐席之嫌。巾幗中非不可以効馳驅也。殆方意之巧思綺合者歟。此變通桂枝之第十法。並參伍麻之一桂之二。

又一法也。。方旨詳註於後。。

桂枝二越婢一湯方

桂枝去皮　芍藥　甘草各十八銖　生薑一兩二銖

大棗四枚擘　麻黃十八銖去節　石膏二十四銖碎綿裹

右七味㕮咀。以五升水煑麻黃一二沸。去上沫。內諸藥。煑取二升。去滓。溫服一升。本方當裁爲越婢湯桂枝湯。合飲一升。今合爲一方。桂枝二越婢一。

三陽爲父。。三陰爲母。。太陽父也。。一之稱。。太陰母也。。二之稱。。手太陽與足太陰相匹耦者此也。。足太陽又一之二。。手太陰又二之一。。交互其一二。。匹耦之駢焉者也。。既以太陰脾之稱稱桂枝。。自當以太陰肺之稱稱越婢。。婢者妾也。。婢妾而赴前敵。。愈以見桂枝之偶具無猜也。。手太陰取義於婢者何。。金匱越婢湯明是肺家藥。。一治肺脹。。一治身腫。。皆脈浮者主之。。且肺爲嬌臟。。婢之云者。。殆嬌肺之小名詞乎。。婢而越者何。。有僭越之義。。以其分卑而位高。。僭越之婢。。難與夫敵。。有踰越之義。。以其背內而馳外。。踰越之婢。。不事婦隨。。寵之而特貶之之詞。。此命方之旨也。。而製方之妙。。爭在有石膏無杏仁。。杏仁開肺竅。。石膏闢肌理。。無杏領麻黃。。則麻黃不走肺之內部。。有麻領石膏。。則石膏專走肺之邊皮。。金匱用以收脹收腫。。得寒則縮之義耳。。誠以越婢湯儼從天外飛來。。正如塞外飛霜。。寒暑一易。。則萬籟驚秋。。自能滅餘邪於反掌者。。譬猶以小扇撲流螢。。越婢未嘗折一矢也。。假令發汗如彈雨。。致微陽從鋒鏑中冒險而出。。是辱桂枝之命也。。夫以桂枝之溫柔。。聿來邊戍。。豈屑屑與婢子較短長哉。。蓋有不能假手者在。。浮陽未知下落。。桂枝以世婦之名義作運籌。。特引抱衾以同袍。。將牽征衣而並轡。。凡敵體之纏綿不可及。。亦巾櫛之事。。未易旁貸也。。顧桂枝稱二則善矣。。越婢何以稱一乎。。以其體陰而用陽。。且假以閫外之權。。不善馭之則爲越。。若善馭之則爲一。。故曰合爲一方。。寓陽奇於陰偶之中。。陰陽不能缺一也。。其曰當裁爲越婢湯桂枝湯。。合飲一升者。。見得越婢本非一。。

不過以弧矢見長○○若以副桂枝○○則略爲破格也○○不裁者其方○○當裁者其法○○其亦隱示正名之意也夫○○喻黃發字作更字○○刪方字非○○

服桂枝湯○○或下之○○仍頭項強痛○○翕翕發熱○○無汗○○心下滿○○微痛○○小便不利者○○桂枝去桂加茯苓白朮湯主之○○

服桂枝湯四字○○復之又復矣○○何主桂之多耶○○上文曰吐曰煩曰大汗出○○桂枝非盡如人意也○○胡不早議去桂耶○○一旦攔入下藥○○而後有削去桂枝之舉○○初不料一物桂枝○○獨遭時不偶也○○且曰或下之○○或然即或不然之懸忖聲口耳○○不坐實誤下○○豈非責備桂枝乎○○吾謂

語氣殊不爲下藥恕。。蓋斥其莫或使之。。若或使之。。不肯稍緩須臾而遽下之。。縱違法或出於偶然。。桂枝證已成瓦碎矣。。或者曰。。既已下之。。胡仍頭項強痛。。翕翕發熱耶。。覩上之邪。。仍未下趨。。或下之而不得下未可知。。儘可飾詞於未下也。。孰意其祇有發熱無惡寒。。是不下者熱。。而不得下者寒。。蓋沒收惡寒於心下。。而與發熱若逕庭。。翕翕如故。。可徵明其嗇嗇淅淅不如故也。。陽浮之發熱如故。。愈以見陰弱之汗出不如故也。。況明明無汗自出三字乎。。得毋本證是無陰。。特舉以反襯上節之無陽乎。。書無汗。。趣陰弱者汗爲之。。乃沒收其汗而至於無。。無汗甚於無陰。。陰弱必爲下藥所持。。其脫離項下。而陷於心下也。不待言矣。何以心下不鞕耶。假令滿而鞕痛。則如結胸矣。否則滿而不痛。又作痞矣。曰滿不曰鞕。必甘芍薑棗之餘力猶存。陰弱恰被其輭化。故雖拒痛而痛亦微。不至如强痛之甚者。陰陷陽不陷則然耳。太陽既截然爲兩橛。桂枝湯不得不分道以禦邪。桂枝以一味獨當頭項之邪。作陽浮之後盾。甘芍薑棗以四味合拒心下之邪。爲陰弱之保障。宜其取汗無將息。惟問小便之利不利而已。如曰不利。手足太陰又斷爲兩截。地氣不升故無汗。天氣不降故小便不利也。要皆心下爲之梗。就令頭項仍有桂枝證在。心下亦有桂枝證在。無如其氣不上衝何也桂枝不中與也。欲轉移其心下。毋寧放鬆其頭項。欲續回其太陽。毋寧轉移其太陰。用桂枝則背前法。舍桂枝又背前方。必不得已而去。曰去桂哉。不成桂枝方。卻成桂枝湯。此變通桂枝之十一法。桂枝去桂加茯苓白朮湯主之句。詳註方後。

桂枝去桂加茯苓白朮湯方

芍藥三兩　甘草二兩炙　生薑　茯苓　白朮各三兩

大棗十枚

右六味㕮咀。以水八升。煑取三升。去滓。溫服一升

小便利則愈。

太陰太陽。相助爲理也。足太陰升而後手太陽升。手

太陰降而後足太陽降。。陰陽互爲其升降。。質言之必太陰開而後太陽開耳。。長沙故立麻黄湯借手太陰之開力開足太陽。。取陰經之汗。。立桂枝湯借足太陰之開力開手太陽。。取陽經之汗。。本證則太陰太陽無升亦無降。。徒降手太陰以互足太陽而不得。。恐藥力不及於心下之下也。。麻黄不能代行桂枝也。。徒升足太陰以互手太陽而不得。。恐藥力不及於心下之上也。。桂枝不能翻作麻黄也。。緣足太陽墜落於心下。。非麻桂之力可轉移。。意者舍麻而用桂。。不作太陽篇之桂枝用。。改作太陰篇之桂枝用。。降手太陰則加苓。。升足太陰則加朮。。殆曲盡桂枝之長矣乎。。是又桂枝湯加之厲。。桂枝湯長於收陽浮○○非長於拯陰弱○○匪特不能提舉出足太陽也○○必將手太陽加入心下○○試思與桂枝證無涉之苓朮○○能領太陽以外向否乎○○苓朮顯與桂枝不相得○○方內故寧去桂以讓苓朮○○假令桂枝湯三字無存在○○苓朮未免專美矣○○蓋本湯之名○○卻從服桂枝湯句生出○○以桂枝不爲下藥所持○○而獨走於頭項○○縱去桂而桂仍在○○甘芍薑棗正與下藥相持○○而留守於心下○○縱並甘芍四味而去之○○四味亦仍在○○稍易桂枝湯無殊更作桂枝服○○六味藥卽前茅之後勁耳○○但割愛桂枝者○○針對心下以立方○○不欲分其力於頭項也○○曰小便利則愈○○不曰汗出愈○○苓朮非汗藥○○惟小便利則甘芍薑棗得與有其功○○故仍

以桂枝命方也。心下愈則頭項愈。與不去桂枝無異也。去桂仍稱桂。總結上文與桂不與桂。皆變通桂枝也。無汗去桂而不兼麻桂。總結上文諸多汗字。及麻桂等方。不能以發汗二字括之也。應行桂而去桂。起下節不應行桂而增桂也。桂枝證無汗則去桂。又起下節桂枝證自汗仍用桂也。世有欲乞靈桂枝者乎。從太陽將息到太陰。是初服桂枝法。從太陰將息到太陽。是後服桂枝法。如其橫看桂枝證也。將息之眼光在開闔。如其豎看桂枝證也。將息之眼光在升降。雖未與仲聖盡吻合。庶亦率由而寡過哉。

讀過傷寒論卷一太陽篇豁解終

張仲景傷寒論原文

讀過傷寒論卷二

新會陳伯壇英畦著
男萬駒
受業鄧義琴 林清珊 仝校

太陽篇豁解

傷寒。脈浮。自汗出。小便數。心煩。微惡寒。脚攣急。反與桂枝湯以攻其表。此誤也。得之便厥。咽中乾。煩躁。吐逆者。作甘草乾薑湯與之。以復其陽。若厥愈足溫者。更作芍藥甘草湯與之。其脚卽伸。若胃氣不和。譫語者。少與調胃承氣湯。若重發汗。復加燒鍼者。四逆湯主之。

一路說中風。忽插入傷寒。插入最變幻之傷寒。明說傷寒。實暗說陽旦也。陽旦者何。傷寒之表證。陷在太陽之底。其標陽反越於面上。若外證然。表未解而浮陽掩於外。變爲陽中之陽。如日中之象。故曰陽旦與陰旦相反。陰旦者中風之外證。陷在太陽之底。其本陰反蓋於面上。若表證然。外未解而浮陰掩於表變爲陽中之陰。如昏暮之象。故曰陰旦。本論雖無陰旦明文。亦可比例而得。陰旦以桂枝加芩爲正治。日晡發熱之例也。陽旦以桂枝加附增桂爲正治。晝日煩躁之例也。畢竟陽旦多而陰旦少。陽易洩。陰易藏故也。然何以不書陽旦書傷寒耶。陽旦本自中風而來非由傷寒所致。外證未罷。陽氣續浮。則不爲陰旦而爲陽旦。金匱中風數十日不解。陽旦證續在是也。

以傷寒得陽旦。又陽旦之變者也。陽旦不陽旦而象陽旦。由於桂枝不桂枝而象桂枝。皆傷寒之變而又變也。曷云其象桂枝耶。脈浮汗出。豈非發於陽之外證乎。及細繹其詞。孰意其句句是發於陰也。陽無陰則獨浮。故書脈浮不書脈弱。陽虛則自汗。故書自汗出。不書汗自出。陰趨於下則小便。陰陽背馳。故書自汗又書便數。汗出有心液在。其陽不知有煩。故心獨煩。便數有寒意在。其陰尚知有寒。故微惡寒。寒主收引則攣急。兩足無陽。故手不攣急脚攣急。夫豈中風外證如是哉。抑傷寒表證如是哉。傷寒脈緊爲病在表。脈浮亦病在表。發汗無害於其表。本證則病不在表而在表之底。。試問桂枝湯能解太陽之底之表證乎。。抑徒解外證乎。。枉行桂枝以解外。。彼非呈現外邪未解之外證也。。乃浮陽外越之外證。。依附其表爲藩籬。。其陽未造於亡者。。其表護之也。。反欲以桂枝湯打通其外。。適攻陷其表而已。。攻其表便是攻其陽。。此膠執桂枝之誤也。。得之則陽氣避桂枝之攻而反入。。陰邪拒桂枝之攻而反出。。陽退陰進。。便爲厥矣。。其手太陽則遁入咽中。。無陰氣爲涵濡則咽乾。。其足太陽不能自衞其兩足。。爲陰邪所移易而不溫。。於是陽不遇陰則煩。。陰不遇陽則躁。。寒邪遂愈張其勢力而吐逆者。。陽旦又失其本相。。雖治法具在。。補行桂枝加附增桂亦無謂。。惟有温足以及其手。另作甘草乾薑湯與之。引手太陽之陽從陽入陰。以復其足太陽之陽。若厥愈足温者。是足太陽已復。手太陽猶未大伸也。更作芍藥甘草湯與之。更引足太陽以榮手太陽。陽氣伸故其脚卽伸。若因吐逆而胃不和。不獨不和而譫語。顯見陰邪逼近胃之下脘。去陽明不能以寸。與承氣證相髣髴。勿與大小承氣也。少與調胃承氣湯微和胃氣。令在下之邪。自尋出路。隨傳化物而去。尤爲快捷。若疑桂枝不中與。或以麻黄之屬重發汗。則貽誤甚於桂枝。復疑麻桂不中與。加以燒鍼之法火劫汗。貽誤又甚於麻桂。蓋陽氣之薄弱汗爲之。陽氣之散亂鍼爲之。勢必浮陽變爲純陰。。非四逆湯急溫不爲功。。發汗燒鍼姑勿論。。設不行桂枝當如何。。正惟有桂枝不桂枝之桂枝證。。便有桂枝不桂枝之桂枝方。。其證能令桂枝湯不誤反爲誤。。其方自能令桂枝之誤反不誤也。。下文一加一增。。已躍然紙上者也。。

甘草乾薑湯方

甘草四兩炙　乾薑二兩炮

右㕮咀。以水三升。煑取一升五合。去滓。分溫再服。

旣厥何以不行四逆。。四逆湯針對在四肢。。令手足一齊溫。。本方注重在兩足。。令足溫而後手溫也。。何以不倍用薑而倍用草耶。。甘草禀中央土以灌四旁。。取其厚載陽氣以實四肢也。。薑用炮法。。變霹靂爲温柔。。取辛甘化陽之藥味。。一變爲苦甘化陰。。必夜半其效始著者。。引陽至陰。。斯陰盡生陽也。。且與咽乾無牴觸。。而後藥力能上下其陰陽。。未有足温而手不温之理。。故兩節兩言足温。。又曰手足當温也。。二味看似爲本證首方。。不知實爲桂枝之誤而作。。設能變通用桂枝。。何庸脫離桂枝以作方乎。。

芍藥甘草湯方

芍藥四兩　甘草四兩炙

右二味。㕮咀。以水三升。煮取一升半。去滓。分温再服之。

二味直從桂枝湯抽出。。甘芍本太陰之標陰。。助太陽之本陰。。以維繫太陽之標陽者也。。加重甘草。。又與前方相維繫。。陰陽兩得其平。。俟厥愈足溫而後行之者。。固不嫌芍藥之陰。。且合前方爲溫柔。。而神機愈暢。。爾乃脛伸者。。陽伸陰自伸也。。作而更作。。玩兩作字。。兩方顯合爲一方。。亦微示不得已脫離桂枝之意。。言外則曰。。加附增桂。。並未脫離桂枝也。。

調胃承氣湯方

大黃四兩去皮清酒浸　甘草二兩炙　芒硝半升

右三味。㕮咀。以水三升。煮取一升。去滓。內芒硝

○更上微火煑○令沸○少少温服之○

本方何以無作字○○不過欲止其譫語○○不得已少與之耳○○設但胃不和○○可徐俟其和○○胃和則邪從下解○○非必藉承氣之力也○○何以陽明內結耶○○陽明者胃脈也○○諸陽皆受氣於胃○○太陽退則陽明亦退○○陽氣怫鬱○○故內結而不和○○不同陽明病內實之不和也○○陽明篇和胃氣有小承氣在○○止譫語有小承氣在○○甚且行大承氣○○未有與調胃承氣也○○調胃承氣證未有曰胃不和○○獨下文調胃承氣證一條有譫語○○不過爲內實立方○○非爲譫語立方也○○微溏又有不可與調胃承氣之例也○○惟小承氣正所以驗鞕溏○○不溏而後與大承氣○○是微溏爲本方所

僅見。。亦本證所獨具。。不關胃家未定成鞕之溏。。乃餘邪融入大便爲微溏。。故毫不顧慮而與硝黃。。陽明之令行。。太陽之邪自格也。。下文大便反溏。。又可與調胃承氣湯。。則本方之泛應不窮可知矣。。

四逆湯方

甘草二兩炙　乾薑一兩半　附子一枚生用去皮破八片

右三味。以水三升。煮取一升二合。去滓。分温再服。强人可大附子一枚。乾薑三兩。

下條未有復述四逆湯。。得毋本方備而不用耶。。爲一誤再誤者加倍寫法。。當然加倍立方。。况發汗燒鍼。。又庸工之慣技乎。。特本條未明言何者是四逆證。。顯與甘草乾薑證無異。。其同一厥逆咽乾煩躁可知。。苟非見病知源。。設當行四逆而但與甘薑。。則藥力不前而病不愈。。設當行甘薑而遽與四逆。。則藥力太過而病亦不愈。。蓋甘薑救桂枝之誤。。引陽助陰。。令陽溫其下而陰溫其上。。上下陰陽者也。。四逆救發汗燒鍼之誤。。扶陽抑陰。。令主內者陰而主外者陽。。內外陰陽者也。。不輕主四逆。。愈見其作甘薑湯之精。。不止作甘薑。。愈見其主四逆之確也。。曰強人可大附子一枚。。乾薑三兩。。強者能任重藥之稱。。可多與薑附。。便可少與硝黃。。倘四逆證罷。。而譫語未止。。則議行調胃承氣。。又不待言矣。。

問曰。。證象陽旦。。按法治之而增劇。。厥逆。。咽中乾。。兩脛拘急而譫語○○師言夜半手足當溫○○兩脚當伸○○後如師言○○何以知此○○答曰○○寸口脈浮而大○○浮則爲風○○大則爲虛○○風則生微熱○○虛則兩脛攣○○病證象桂枝○○因加附子參其間○○增桂令汗出○○附子溫經○○亡陽故也○○厥逆○○咽中乾○○煩躁○○陽明內結○○譫語煩亂○○更飲甘草乾薑湯○○夜半陽氣還○○兩足當溫○○脛尚微拘急○○重與芍藥甘草湯○○爾乃脛伸○○以承氣湯○○微溏○○則止其譫語○○故病可愈○○

忽借門人口中補點陽旦○○曰證象陽旦○○象者現象之象○○非象似也○○在門人眼光○○非不認定其爲陽旦證○○特泥看其爲桂枝證○○以爲象陽旦者其證○○象桂枝者其證

亦其病。目中謂之證象陽旦。心中則曰病證象桂枝。縱未得陽旦之治法。能按桂枝法以治桂枝之證之病。何至於誤耶。卽誤矣。何至增出厥逆咽乾拘急譫語之劇耶。此不能厚誣桂枝者一也。法當行桂枝。對於桂枝證則無效。豈桂枝證轉作陽旦治。獨有效耶。遇陽旦證且不禁桂枝。遇桂枝證獨惡桂枝耶。此不能厚誣桂枝者二也。既用桂枝。見與薑與芍二方無桂枝。方恨桂枝之誤則已遲。未用桂枝。見一加一增之方有桂枝。逆億桂枝之誤爲太刻。假令人人不用桂。則薑芍無所用。其效莫能覩。預知師言之驗難。假令人人敢用桂。則加附增桂未嘗用。其效無從覩。預知師所不言而亦驗○○爲尤難○○故曰何以知此○○答曰寸口脈浮而大○○浮則爲風○○寒變風矣○○大則爲虛○○病虛非病風矣○○風則寒爲熱掩而生微熱○○見陽不見陰矣○○虛則手與足絕而兩脛攣○○形下不形上矣○○彼寒在太陽之底○○髣髴風在太陽之面者非耶○○變底病爲面病○○故病證象桂枝○○不象傷寒象桂枝○○傷寒象外之象也○○以桂枝之象象陽旦○○陽旦是桂枝象外象○○桂枝又陽旦象外象也○○證本傷寒而象桂枝者半○○象陽旦者半○○其因一○○旣象桂枝而掩傷寒者半○○露陽旦者半○○其因二○○具此兩因○○則叅酌何焉○○桂枝加附○○能止已出之汗而溫經○○桂枝增桂○○能出未出之汗而解邪○○其邪其陽○○間不容髮

矣哉。加附無亡陽之痛。當求其故於陽旦。增桂無留邪之患。當求其故於傷寒。若不加不增而但行桂枝。厥逆咽乾煩躁必不免。陽明亦不病而自忙。陽氣內結不得越。則穀神昏其心。安得不譫語煩亂乎。斯時又何暇顧及譫語乎。更飲甘草乾薑湯。以還足太陽爲先務。夜半陰中之陽旺。兩足起陰中之陽。當然復溫。脛尚微拘急者。殆陰未涵陽。重與芍藥甘草湯以榮陽。陽長於陰。爾乃脛伸。夫而後以承氣湯消息其譫語。即打通其餘邪。令微溏而譫語止。正餘邪出路之明徵。獨是承氣何故有微溏。微溏何故止譫語。其說安在耶。本證與陽明胃實不同論。陽明邪實胃家之糟粕。。微溏則實邪未盡而胃氣已泄。。故無止譫語之望。。其病未可愈。。本證邪逼胃家之畔界。。微溏則餘邪已盡而胃氣愈和。。故有止譫語之奇。。其病則可愈。。雖然。。脫離桂枝以立方。。非其旨也。。胡爲乎未服桂枝之前。。仲師又祕其方而不宣耶。。不知上節不明言陽旦證。。正注意在傷寒。。且不欲亂傷寒之目也。。本節不明言陽旦湯。。正注重在桂枝。。且不欲掩桂枝之德也。。雖書傷寒。。必超出傷寒。。而不離傷寒。。而後可以想像見陽旦。。雖斥桂枝。。必超出桂枝。。而不離桂枝。。而後可以神明用桂枝。。其藏過陽旦證與湯。。特引而不發者。。啟門人之問。。實以俟門人之知也。。後儒見陽旦二字爲創聞。。類皆訓象爲似。以爲似陽旦者即辟陽旦湯之詞。不敢認傷寒作陽旦證。反誤會桂枝即陽旦湯。或委咎其加芩。或委咎其加附。豈知禁芩則芍藥亦宜減。更何說以處承氣。禁附則炮薑亦難投。更何詞以處四逆。二者交譏。兩節幾附諸衍文。陽旦湯亦無從餉饋於人間。況湯名之殊。尚聚訟耶。吾謂湯名可易。治法不可易。反其名曰加附增桂爲陰旦湯。以陰治陽之義。與本證無牴觸。正其名曰加附增桂爲陽旦湯。以陽治陽之義。與本證無牴觸。即無以名之。名爲桂枝加桂湯加附也可。名爲桂枝加附湯加桂也亦可。不符其義符其藥。存羊勝於去羊也。

太陽病○○項背强几几○○無汗○○惡風者○○葛根湯主之○○

傷寒自汗則證象陽旦○○中風無汗又欲作剛痓矣○○治陽旦與主桂枝加附同○○異在令汗則增桂○○借寫陽旦○○實寫寒邪襲太陽之底○○其底不開○○而反大開者○○太陽之面也○○治剛痓與主桂枝加葛異○○同是無汗則兼麻○○似寫剛痓○○實寫風邪襲太陽之面○○其面不開○○而强欲開者○○太陽之底也○○首句複衍上文可見矣○○何以不曰反無汗耶○○太陽正欲反無汗爲有汗○○無如愈反動而汗愈無○○無汗二字殆形容其不能反汗出耳○○非謂其如陽明病法多汗○○反無汗也○○然則無汗惡風○○獨非法當惡寒反惡風耶○○惡風又中風證之一○○足徵明其爲發於陽之

外證。特外證在外不成外。一若合一身之病形。而以項背當之。几几然欲作勢向外而不得。顯見手太陽爲手太陰之合力所持。足太陽遂爲手太陽之壓力所偪。其陽脫離肩胛而不繞。頸頰以上無陽汗。其陰脫離肩髆而不循。腰脊以下無陰汗。直是壘太陽於項背之中。以至弱之陰。背負不浮之陽而已。當然陰弱陽亦弱。胡爲陽强陰亦强耶。是又無汗仍有汗。蓋有强有力之穀氣。亟欲振陰弱以起陽浮。爭奈强汗與强邪非接觸。魄汗之强。强在背裏。風邪之强。强在背面。稽留背面之邪者太陽之陽。間隔背裏之汗者太陽之陰。宜乎風邪不顧忌太陽之有汗。轉蔑視其有汗若無汗。

上文反汗出云者。不過太陽半開半不開耳。陽非不露其浮於項背之上。陰非不露其弱於項背之下也。假令身體强几几又何若。本條與痙證有異同。彼證曰頸項强急。又曰背反張。曲繪其痙也。非爲桂枝立證也。本條是曲繪前此繪不盡之桂枝證。特引與陽旦證同牀也。葛根湯主之。意若曰因加葛根參其間。增麻令汗出。非明主桂枝湯。卻暗行桂枝方。無非欲人毋忘桂枝法也。方旨詳註於後。

葛根湯方

葛根四兩　麻黃三兩去節　桂枝二兩去皮　芍藥二兩切

甘草二兩炙　生薑三兩切　大棗十二枚劈

右七味㕮咀。以水一斗。先煑麻黄葛根。減二升。去沫。內諸藥。煑取三升。去滓。温服一升。覆取微似汗。不須啜粥。餘如桂枝湯法將息。及禁忌。

本湯胡不命曰桂枝加葛根方中加麻黄耶。麻黄明爲無汗而設也。且先煑麻葛。二味顯無軒輕矣。否則命曰麻黄葛根湯。有何不可。彼桂枝加葛。旣無取汗明文。惟麻黄方下。覆取微似汗云云。與本方將息法。不易一字也。特闕及禁忌三字。不過微示麻黄湯不患多食有所遺耳。況下文曰惡風。曰無汗。主麻非主葛也。於葛何庸多讓乎。吾謂本方若加麻去葛。不獨桂枝犯無汗之禁。有麻亦但反汗出而已。項背几几如故也。是麻桂皆功居葛後。其合煑麻黃者。欲麻先受氣於葛。而後行使桂枝翻作麻黃用也。獨是先煑後行。豈非二味反聽命於桂枝耶。非也。凡藥非麻黃之比。假令先煑葛一味。則桂枝必行先於葛。加葛根湯所以煑葛煑桂無先後也。獨麻黃先煑仍先諸藥而行。必去上沫再殺其沸騰之性。方與諸藥同行。合煑葛根又與葛相輔而行。與桂枝不同行之同行。蓋葛根一旦提升足太陰。麻黃卽開放手太陰。桂枝遂不先不後。齊開手足太陽。曰不須歠粥。而開力自倍。曰餘如桂枝法將息。謂爲如麻黃法將息可也。然則但主麻葛又何若。徒開手足太陰一方面。而輕棄太陽之主方。長沙肯令

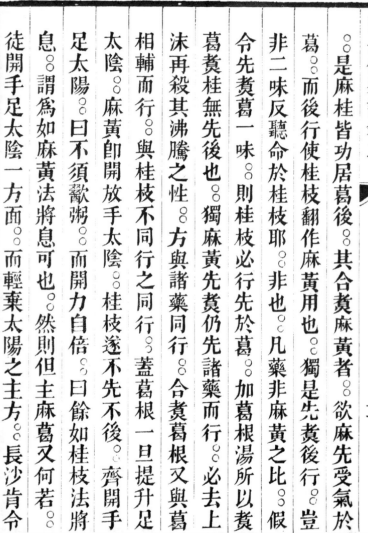

桂枝落遺珠乎。上文桂枝間合麻。麻黃縮入桂枝湯作用。故先立加葛湯打通變易桂枝之消息。本湯麻黃又合桂。桂枝縮入麻黃湯作用。故立葛根湯打通變易麻黃之消息。緣葛根起陰氣卽所以降陽氣。長於助桂。助麻又其兼也。

太陽與陽明合病者。必自下利。葛根湯主之。

忽書合病。加一與字。道破兩陽相授受。非與人以共見也。多一者字。欲人於難認之中認識之也。蓋合病便無外證之足言。太陽外證悉在裏。以其與半病於陽明。陽明外證不得復在外。以其受半病於太陽。與病無端倪。受病亦無端倪。此其所以謂之合也。所微露者。。太陽陽明之氣化猶存在。。與三陰狀態不同論耳。。然視無形之病爲病形。。惟獨具隻眼者能之。。彼聞下利而生怖者。。必其對於兩陽之眞相。。熟視無覩者也。。夫太陽陽明且未分曉。。遑能測度合病之內容。。射覆而得之哉。。直指之曰必自下利。。餘證必不見。。而自利則必見。。勿混視自下利概作下利也。。下利是邪下之。。受邪之利曰下利。。不受邪之利曰自下利。。覺自利另爲一證。。與合病無甚關係也。。何以加一必字耶。。下條明明有不下利之合病隨其後。。又執何說以必之耶。。況自利足徵其後部自有主權在。。詎必因合病爲轉移耶。。長沙蓋從開闔上討消息。。太陽以開得病。。陽明欲闔太陽之開

○○陽明以闔得病○○太陽欲開陽明之闔○○無如開闔兩得其半○○其形上而嘔也○○陽明闔太陽於下○○太陽則開陽明於上○○雖嘔而下焉之合病如故也○○其形下而利也○○陽明闔太陽於上○○太陽轉開陽明於下○○雖利而上焉之合病如故也○○但嘔不具論○○不嘔則必利○○不利不具論○○若利則必非下利必自利○○緣太陽陽明相得不相失之病情○○自利時尚依稀可辨也○○治之奈何○○太陽非不開也○○無如病所不在太陽在陽明○○遂移太陽之開力於陽明○○移陽明之闔力於太陽○○如欲開太陽而後闔陽明○○必先開陽明而後可以開太陽○○葛根湯主之○○合病則合治○○方足盡葛根之長○○匪特變通麻桂也○○且推廣葛根

也。是證得諸幼齡爲居多。俗傳乳孩出牙。必自下利者。可與本證叅看。以手足陽明脈入齒中。陽明欲反闔爲開。當然瀉而不存。倂太陰開則陽明自闔。勿治之可也。所謂夫婦之愚。可以與知者非耶。吾輩防患太甚。遇下利動以急當救裏爲務。致慮中一失。幾何不貽譏村婦乎。懲前毖後。具有疚心。特供數言。以誌吾愆。

太陽與陽明合病。不下利。但嘔者。葛根加半夏湯主之。

本條卽上條之互文。上條下開而上闔。本條下闔而上開。其爲太陽與陽明合病則一也。書不下利。下利則虛其中土。。就令餘邪逼令其利。。陽明必以闔力爭也。。與其中邪計而下利。。寧不下利以耐邪。。況乎其並非不大便也。。書但嘔。。不嘔則閉其上焦。。就令餘邪制止其嘔。。太陽必以開力爭也。。與其滋流弊而不嘔。。寧但嘔以避邪。。況乎其餘無別證也。。不肯如是而但如是。。殆太陽陽明不相謀而適相合者歟。。兩陽雖自顧之不暇。。亦一邪不能勝二正也。。不下利與自利之比較。。本證似略爲堅持。。而嘔與利之比較。。不利不過保存其糟粕。。嘔則未免犧牲其精華。。不曰自嘔曰但嘔者。。但字者字。。帶有愛物愛人之德音也。。然合病之所以有異同者。。大都因地氣之上下爲升沈。。合病在上則利在下。。合病在下則嘔在上。證與病相去如兩截。治其證不能遺其病。上條法當舍下而取上。本條法當舍上而取下也。曰葛根加半夏湯主之。一湯翻作兩湯用。葛根湯用至再三矣。妙能開陽明而不闔太陽。脫離太陽而後闔陽明。脫離陽明而後開太陽。合治仍是分治。故上取又能下取也。獨是葛根起陰氣者也。亦主嘔吐也。剛痓氣上衝胸者主之。就如奔豚之用生葛。亦曰氣上衝胸也。但嘔非氣上乎哉。既有葛根在。似無加夏之必要也。吾謂嘔固加夏。不下利更加夏。假令葛根先趨勢在下。久之而後上。則毋庸加夏也。夏有夏之作用。諸方中有夏無嘔者多矣。有嘔無夏者亦多矣。何嘗一律如竹葉湯所云。。曰嘔者加半夏乎。。本草經半夏以下氣稱。。非以止嘔稱也。。能下氣則氣不上。。半夏其導焉者也。。蓋不欲亟起其陰氣。。特降下其陰氣。。令下治而上自安者。。纔是本方眞詮也。。黃芩湯亦有加夏之例。。彼條又降之欲其升。。恐黃芩與自利相持。。本證降之欲其降。。恐葛根與但嘔相持也。。

葛根加半夏湯方

即葛根湯原方。加半夏半升洗。

太陽病。。桂枝證。。醫反下之。。利遂不止。。脈促者。。表未解也。。喘而汗出者。。葛根黃芩黃連湯主之。。

本條太陽陽明尚合病否乎。。不合病之合病。。不分病之分病。。邪則分而正則合。。一邪分作兩邪。。兩陽合爲一陽。。皆下藥爲之厲也。。書太陽病。。明明陽明不病矣。。書桂枝證。。陽明宜桂僅兩見。。太陽主桂則屢矣。。奈何醫反下之。。劈分桂枝證爲兩面病。。一面干動陽明署之裏。。反逼陽明合太陽。。一面佔據太陽署之表。。反逼太陽合陽明。。兩陽相叅錯。。豈獨合而不離已哉。。直藏陽明於太陽病形之裏。。桂枝證又從而掩之。。非掩以初得病時之外證也。。下後不得復有外證。。已翻作太陽病在表。。陽明病在裏矣。。則可見而不可見者。。半爲熱邪薄於表。。不可見而可見者。。半爲熱邪薄於裏也。。書利遂不止。。非裏證乎哉。。看似陽明較爲吃虧。。不知兩陽皆桎梏於熱邪交迫之夾縫。欲合任其病而不得。欲分任其病而不能。其爲無開闔之餘地則一也。殆葛根證之變者歟。再徵諸脈。若兩陽之陽。不甘偏處而現數狀。不能不受偏處而時或不數狀。兩陽之陰。愈受偏處而現止狀。不盡偏處而時或一止狀。是謂促脈。在桂枝證度亦外未解焉已。曰表未解也。裏未解不待言。如欲以解外法解表。烏能以解外法解裏乎。况喘而汗出。與桂枝加厚樸杏子證顯有異同乎。勿見其汗出不惡寒。認爲表已解也。乃表熱牽其裏。裏熱牽其表。正惟未欲解而後迫爲汗。故不出太陽受病之汗。轉出陽明似病非病之汗也。不然。卻發熱汗出而解矣。何至喘而汗出。。不喘便無汗出乎。。且凡太陽病欲解時。。曷嘗以喘得汗乎。。假令汗出而喘又何若。。彼證之汗。。非不足以卻邪。。特梗阻其汗者喘。。本證之汗。。實不足以卻邪。。徒發動其喘者汗。。彼證汗而喘。。不可更行桂枝湯。。本證喘而汗。。誤在不先行桂枝湯也。。雖然。。初不過錯過一桂枝證耳。。變端何至若是。。誤下者倘有辭以解嘲也。。惟與醫者約。。許其追認桂枝證以易方。。開闔兩陽。。肅清表裏。。彼將託故而去矣。。蓋恐其宜服四逆輩也。。曰葛根黃芩黃連湯主之。。何其閒視利遂不止乎。。方旨詳註於後。。

葛根黃芩黃連湯方

葛根八兩　甘草二兩炙　黃芩三兩　黃連三兩

右四味。以水八升。先煑葛根。減二升。內諸藥。煑取二升。去滓。分溫再服。

本湯又君葛矣。易方不易葛。何需葛之般乎。前路器重葛。猶乎後路器重柴。葛根打入太陰作用。柴胡打入少陽作用。皆足匡麻桂之不逮。要以葛根爲功首。蓋有柴在。能令太少不相失。有葛在。愈見陰陽相互根也。且柴胡無加連之例。葛根則並芩連而左右之。宜乎桂枝證以加葛爲前提。本證則特立葛爲中堅也。方內鼎足其藥者三。而先煑一味如奇偶。葛根固讓功於芩連。芩連實効力於葛根。芩解表。連解裏。表熱裏熱不得逞○○葛根遂起陰氣以開闔其兩陽○○再服則三味之能事已畢○○非斤斤於止利止喘止汗爲也○○獨是命方曰葛曰芩曰連而不曰草○○豈以其無足輕重而漏之耶○○是又一味讓功於三味○○甘草非用以和藥氣○○蓋用以和病形○○病形以不治治之○○甘草不必有其德也○○何以利不止亦熱耶○○得毋作協熱利耶○○非也○○弁於陽則熱○○形下不熱形上熱○○促脈其明徵○○喘汗其明徵也○○其所以利不止者○○以利滑之藥力猶存在○○藥盡利遂止○○未盡遂不止○○止不止操在庸醫之手○○非因下利之故遂如是○○亦非自利之故遂如是○○謂爲下利不得○○謂爲自利不得○○但利而已○○所具各證○○乃下藥造成有形之病

掩卻無形之證本方是針對無形之桂枝證非針對有形之太陽病也不以桂枝湯治桂枝證而代桂以葛總結上文一路變通桂枝湯自加葛始也葛根此後不再見葛與桂相終始又起下桂與麻若離合也

太陽病頭痛發熱身疼腰痛骨節疼痛惡風無汗而喘者麻黃湯主之

書太陽病頭病身病腰病骨節病獨項背不病太陽必有遁形以其兩處疼三處痛徒集矢於身上各部分而非集矢於太陽一若以一身之表替太陽以受病者然而後桂枝證具而葛根猶存在發熱惡風又無汗可見也葛根證具而桂枝猶存在無汗惡風又

發熱可見也。此不過身以外之病形。而毫毛以內。卻與桂枝葛根俱無涉。桂葛二證無疼亦無痛。乃疼痛不已。竟重疼而疊痛。經謂痛者寒氣多也。有寒故痛也。既有中風一層外。必復有傷寒一層表。殆寒爲風掩者非歟。吾獨疑其惡風不惡寒。風在顯有太陽之陽在。寒在顯無太陽之陰在。假令足太陽不受邪。獨手太陽受邪。亦外證未解耳。不至如下文所云。發熱無汗身疼痛之表證仍在也。吾偵知足太陽所在地。必沒收入手太陰。項背卽其去路也。項背一合。又牽引手太陽。易爲足太陽。其無下項循肩挾脊抵腰之能力者。從手走頭之陽。不能代行從頭走足之陰也。衹有替代足太陽以受疼受痛而已。宜其曰被熱邪之打擊。不類寒邪之打擊。陽來陽受。故不曰惡寒曰惡風。惡其從毛竅射入。與魄汗相暗鬬。其苦狀與二陽併病之不知痛處異而同也。獨是陽浮者熱自發。熱既發矣。手太陽何桎梏若是耶。正惟浮陽不如故。而發熱則如故。愈以見熱邪之肆也。觀其無汗而喘。太陽之不開如繪矣。皆手太陰之合力以致之。玩喘字。固由於太陰束縛太陽。亦太陰自取其束縛。而後汗與喘相引。如於斷機抽亂絲。欲求微絲之汗而不得。病形亦蹙矣哉。吾得而斷之曰。此非麻黃證。卻可用麻黃湯。麻黃證病在表。本非指手太陰之合力鬬太陽。麻黃湯善解表。。無非藉手太陰之開力開太陽。。立麻黃證固有眼。。立麻黃湯尤有眼。。長沙亟欲人會通麻桂葛三證也。。既寫桂枝證入葛根。。再寫葛根證入麻黃。。帶有桂葛之影子。。且主麻黃。。況麻黃證乎。。方旨詳註於後。。

麻黃湯方

麻黃三兩　桂枝二兩去皮　甘草一兩炙　杏仁七十個去皮尖

右四味。以水九升。先煑麻黃。減二升。去上沫。內諸藥。煑取二升半。去滓。温服八合。覆取微似汗。不須啜粥。餘如桂枝法將息。

前路納麻黃入桂枝。。以加葛爲先例。。後路納桂枝入麻黃。。以葛根爲先例。。葛根不過紐合麻桂一小關鍵。。而

桂可代麻。麻可代桂。桂不可代麻。麻不可代桂。其
不謚一絲處。苟非先如桂枝法將息葛根。安能如桂枝
法將息麻黄乎。麻桂皆打入太陰作用。桂枝藉足太陰
之升以降太陽。降之而後升。麻黄藉手太陰之降以升
太陽。升之而後降。太陽陽升而陰降。陽道所爲開於
表。太陰陰升而陽降。陰道所爲開於裏。明乎太陰太
陽一太極。則知桂枝麻黄亦一太極矣。若徒混視麻桂
均屬表劑。則本草稱麻黄一味。已主中風傷寒。又曰
發表出汗矣。然則風寒輕則輕用麻。風寒重則重用麻
一變已足。何用製方爲耶。豈知桂枝湯無麻能取汗
麻黄湯有桂始發汗。桂枝徐徐以升地氣。有芍在。

麻黃亟亟以降天氣。。有杏在。。要不離乎麻解表。。桂解外。。桂解表證之外。。麻解外證之表。。下文自有麻黃證中之桂枝。。本條先見桂枝證中之麻黃。。欲認識麻黃。。必自識桂枝始。。上文明指桂枝不可與。。此後不指麻黃不可與者。。非麻黃可濫與也。。行麻黃當以桂枝爲張本。。故立本證爲行麻黃張本也。。

太陽與陽明合病。。喘而胸滿者。。不可下。。宜麻黃湯主之。。

上兩條太陽陽明合病。。則以葛根易桂枝。。本條太陽陽明合病。。又以麻黃易葛根矣。。得毋葛根證無喘字耶。。下文所有麻黃證。。亦未嘗以喘聞也。。彼下之微喘者。。

寧主桂枝加厚樸杏仁。。麻黃不中與可知。。就如小青龍證或喘微喘。。方內有麻在。。亦猶葛根芩連證之喘。。有葛在耳。。非凡喘宜麻不宜葛也。。可知本條仍是麻黃證之引子。。緣篇內以合病爲少數故也。。獨是自利證不具。。但嘔證不具。。徒執喘而胸滿四字以立證。。胸滿二字則見之熟。。喘字亦非罕見也。。夫誰信爲太陽與陽明合病耶。。本論自少陽篇以下無喘字。。獨厥陰脈不還微喘者死。。溼家額上汗微喘者死。。而下利者一。。誤下者一。。豈所論於本證乎。。太陽病則胸滿多於喘。。陽明病則胸滿少於喘。。若喘而胸滿。。又爲太陽陽明病所無。。顯非太陽陽明各半病。。故目爲太陽陽明合一病。。且舍此以外無餘證。非合病而何。雖然。既以胸次爲病所。吾不疑其滿也。吾獨訝其喘也。況喘而後滿。不喘則不滿矣。不滿尚合病乎哉。是又正有正之合。邪有邪之合。喘狀是形容兩陽之合。滿狀是形容兩邪之合。此非太陽爲陽明之鬪力所持。蓋由手太陰攝合兩陽於息道之中。屏絕餘邪於息道之外。覺正與邪相牽引。無殊肺與胸相牽引。肺不足以息則喘。胸有餘於邪則滿也。戒曰不可下。得下不得下猶其後。特下藥再逆其地氣之升。天氣遑有轉移之餘地乎。曰宜麻黃湯主之。不宜葛根在言外。無胸邪以爲之梗。葛根能上下其陰陽。有胸邪以爲之梗。麻黃纔操縱其陰陽。不宜桂

枝在言外。。喘家得桂枝證。。樸杏可以變桂枝作麻黃。。桂枝證有喘狀。。麻黃可以代樸杏作桂枝也。。元御删宜字非

太陽病。。十日已去。。脈浮細而嗜臥者。。外已解也。。設胸滿脅痛者。。與小柴胡湯。。脈但浮者。。與麻黃湯。。

上條太陽陽明牽入手太陰。。本條太陽少陽又遁入足少陰矣。。書太陽病十日已去。。十日以前之病形。。已作過去論。。就以現在論可矣。。書脈浮細。。浮爲陽。。細爲陰。。陰細變陽浮耶。。抑陽浮變陰細耶。。假令脈微細。。是屬少陰。。假令脈弦細。。是屬少陽。。否則如下文柴胡證之陽微結。。亦脈沈細而已。。浮細則未之見也。。無何而

嗜卧者。。有是脉宜其有是證。。少陰腎主卧者也。。陽入之陰者又靜也。。太陽少陰相親切。。嗜靜故嗜卧也。。脫令陽氣內伐。。則熱舍於腎。。不得卧則有之。。無所用其嗜也。。否或少陰受邪。。則病爲在裏。。但欲寐則有之。。亦無暇於嗜也。。卧病與嗜卧有苦樂之殊。。匪特少陰不病。。卽太陽亦不病。。故曰外已解也。。卧無外擾。。太陽誠得所矣哉。。雖然。。浮爲在外。。無外證安得有浮脉耶。。且汗出二字闕不書。。則前此未經汗解可知。。又烏知餘邪非轉屬他經耶。。曰胸滿脇痛者。。胸脇乃少陽相連地。。毋亦太陽少陽合病耶。。非也。。正惟太少不受邪。。而引避餘邪。。入卧時少陽已偕太陽以入腎矣。。少陽屬腎也。。臥而轉陰樞者少陽。。起而轉陽樞者亦少陽。。則休養太陽在乎臥。。活動神機亦在乎臥。。而後浮細之脈。。能以合目得之也。。迨胸滿脇痛則少陽起矣。。胸邪侵掠其脇。。與少陽相搏擊。。則脇被其痛矣。。畢竟少陽之轉力有未逮。。計惟與小柴胡湯爲後盾。。非徒解滿解痛已也。。必復有外證出在外。。前言其外已解者。。始共見其實未解也。。胡不早與小柴耶。。其胸未滿。。外邪猶非逼近於脇也。。安用小柴乎。。故寧放棄其胸脇以誘邪。。未始非少陽之智也。。且十日則歷時已久。。太陽尚未歸經。。能保其不隨病勢爲升沈乎。。曰脈但浮者。。喜其細脈去而浮有加。。顯屬浮爲在外之浮。。不同浮細脈僅免於沈也。意者解外非柴即桂矣乎。曰與麻黃湯。桂枝外證已過去。麻黃解已解之外復有外。並提升十日不見之太陽也。此又柴胡證生出麻黃。應上桂枝證生出葛根。柴葛且後先輝映。況麻桂乎。以麻代桂作小結束。起下大小青龍之變通麻黃也。

太陽中風。脈浮緊。發熱。惡寒。身疼痛。不汗出而煩躁者。大青龍湯主之。若脈微弱。汗出惡風者。不可服。服之則厥逆。筋惕肉瞤。此爲逆也。

中風傷寒皆脈浮。中風陽浮陰不浮。傷寒陰浮陽不浮。緩脈便有陽浮之象在。陰象雖浮而不浮亦在。故中風不曰脈浮緩曰脈緩。緊脈便有陰浮之象在。陽象雖浮而不浮亦在。故傷寒不曰陰陽浮緊曰陰陽俱緊。書浮緊。不特陰浮。且中風無陽脈。不得謂中風得傷寒之緊脈。中風又傷寒也。書浮緩。不特陽浮。且傷寒無陰脈。不得謂傷寒得中風之緩脈。傷寒又中風也。實則傷寒一如未傷寒。中風一如未中風也。不然。既特書太陽中風矣。何以不見手太陽受邪乎。如謂手病移於足。亦脈浮弱而已。安有浮緊之中風脈乎。吾得而斷之曰。風邪在太陽署之底。正惟足太陽不受邪。而後反動而浮於面。其標陽則在太陽底之底。與少陰之標陰相維繫。長沙不啻明以告我矣。然則外邪斷梗手足太陽爲兩橛耶。似也。有魄汗在。太陽仍藕斷而絲連也。書發熱。陽不浮尚發熱。是陰浮能發熱也。足徵其卻邪之標陽。猶貫徹太陽之底面也。書惡寒。漏寒不漏風。必有裏復有表。以外證悉入在裏。反禁閉太陽之開。故發熱非發翕翕之熱。乃發寒之熱。惡寒非惡嗇嗇之寒。乃惡熱之寒。寒熱實偪腠理及毫毛。無容足太陽之餘地。而後反搏弱脈爲緊脈。證據在身疼痛。通則不痛。身之表面固不通。身之裏面亦不通。故疼且痛也。亟莫亟於汗出矣。無如外邪已先發以制汗。寧放鬆太陽。特截留其精氣。一若不許汗出者然。邪祟亦忌矣哉。在手太陽得以從容而引避者。亦以外邪非與之爲難。與其出汗而邪不去。不如不汗出以老其邪。尤得藉精氣爲保障也。此亦酷肖標陽之用情。故不曰汗不出。曰不汗出。雖然。不汗非快事也。不觀二陽併病當汗不汗。其人煩躁不知痛處乎。如因不汗出之故而煩躁者。不患不得有汗。大青龍湯主之。脈雖沈緊不得爲少陰。況浮緊乎。若脈微弱是無陽之脈。標陽之淪落可概見。兼汗出惡風者。中風外證猶存在。上文對於浮緊脈且禁桂也。遑與大青龍乎。戒曰不可服。不曰何方可服。則桂枝二越婢一湯仍未當也。重言之曰服之則厥逆。少陰不至者厥。標陽尚有依據哉。且也奪汗必奪血。肝藏血也。亦存筋膜之氣也。脾統血也。亦存肌肉之氣也。曰筋惕肉瞤

○○此爲逆也○○逆少陰而波及肝與脾○○語意尤爲危悚○○夫不可服而服○○其弊則如此○○彼可服而不服○○與夫以他藥與之者○○其弊可勝窮乎○○黃喻各本○○末處有以眞武湯救之六字○○救之誠是也○○無如餘邪未衰○○又以何方尾眞武之後耶○○原文窮其變而不出其方○○正無方之方也○○其斯爲大巧若拙歟○○方旨詳註於後○○

大青龍湯方

麻黃六兩去節　桂枝二兩去皮　甘草二兩炙　杏仁五十箇去皮尖

生薑三兩切　大棗十二枚擘　石膏如鷄子大碎

右七味○以水九升○先煑麻黃○減二升○去上沫○內諸藥○煑取三升○去滓○温服一升○取微似汗○汗出

多者。温粉撲之。一服汗者。停後服。汗多亡陽。遂虛。惡風。煩躁不得眠也。

本方髣髴桂枝麻黃各半湯。桂枝二麻黃一湯。桂枝二越婢一湯也。桂枝合麻黃。有芍藥杏仁無石膏。桂枝合越婢。有芍藥石膏無杏仁。此方有石膏杏仁無芍藥。同是七味。調用祇在三味。實則出入一味而已。其製方之奇。已將神龍之筆。擲入空中。而遲遲未見全龍出現者。捕鼠以貓不以虎。況大青龍乎。然徒震驚大青龍之名。恐不免玩視大青龍之藥。以諸藥皆從越婢輩脫胎而來。一若無甚駭人。反不如白虎之尤爲邁種也者。不知白虎不能四面困閉而無汗。故其表不解者不可與○○大青龍則愈困愈奮○○不容有一隙之汗○○故汗出惡風者不可服○○越婢能超出皮毛○○而有芍藥之陰柔爲之繫○○則殘陽一收○○去無蹤而歸有蹤○○大青龍徹入筋肉○○而有杏仁之利滑爲之佐○○則陽道一開○○去有蹤而歸無蹤○○見首不見尾謂之龍○○龍門發軔○○瞬息千里矣○○推類言之○○桂枝去芍藥合麻黄湯加石膏○○便是大青龍○○夫桂枝去芍○○取胸以前之汗而及於背○○麻黄無芍○○取背以後之汗而及於胸○○一則解力多而繫力少○○一則發力甚而收力微○○其出汗何啻倍蓰乎○○且石膏破除寒熱○○洞開肌理○○則諸藥將領其汗從脈底鑽穴而出矣○○誤服則百脈俱動○○故曰筋惕肉瞤也○○然旣垂戒

於未服之前○○猶復告警於既服之後○○方下溫粉撲之數語凡幾易○○一似青龍之弊浮於功○○豈非令因循者有所藉口乎○○守不可服之禁易○○遵停後服之法難○○勿服則厥逆筋惕肉瞤可倖免○○後服則汗多亡陽難倖免○○又曰遂虛惡風○○是藩籬已潰○○永無陽密乃固之時○○更曰煩躁不得眠○○太陽少陰從茲斷絕矣○○誠詞純爲漫予嘗試者告○○而僅以一服二字示機宜○○將欲留此以餉饋世德者乎○○抑以爲人間不可駕馭之物○○特微示以寧缺毋濫乎○○神龍一掉○○化爲天際秋雲○○縹緲龍宮○○絕人攀躋○○有如是夫○○

傷寒○○脈浮緩○○身不疼○○但重○○乍有輕時○○無少陰證者

○○大青龍湯發之○○

書傷寒○○表證非外證也○○書脈浮緩○○緩是中風外證脈○○非傷寒表證脈○○浮緩則但有陽浮無陰弱○○獨陽仍非中風脈○○況傷寒明是發於陰○○而脈上不見陰○○足太陽必有遁形○○寒邪藏滿太陽署之底○○手太陽避出太陽署之面○○足太陽避落太陽底之底○○對照上條中風以立證○○太陽仍不受邪也○○異在中風無轉屬○○且手太陽與足少陰有畔界○○汗多不患其入陰○○第恐其亡陽○○傷寒有轉屬○○且足太陽與足少陰非二本○○不汗未造於亡陽○○須防其入陰也○○得毋身疼痛○○殆非屬少陰矣乎○○上文身疼主麻黃○○且不止一處痛也○○下文身疼痛亦主麻黃

且曰表證仍在也。況體痛名傷寒。幾成太陽病之通例乎。上條中風且身疼痛。況傷寒乎。特書曰身不疼長沙又授人以眼矣。假令身疼。浮陽還有提攝一身之能力哉。行將易太陽之身。作少陰之身矣。以少陰病有曰身體痛。骨節痛。又曰四肢沈重疼痛也。比較太陽之被壓。相去幾何耶。能保浮緩脈不倏爲沈緊耶正惟其不獨不痛。而且不疼。發於陰而浮陽有振作直以一脈鞏固其周身。太陽能顧全少陰者在脈浮緩少陰能顧全太陽者亦脈浮緩。蓋必有精力彌滿之陽汗。貫徹其陰經。而後寒邪不能攔入少陰也。亦必有神機活潑之陰樞。打通其陽道。而後寒邪不能沒盡太陽也。然則傷寒便宜於中風耶。非也。中風傷寒皆藉少陰之樞力爲轉移。上條但身疼痛而不重。本證但重而身不疼。有由然也。中風陽不浮。身必重矣。但重則陽愈沈。毋寧從太陽之底痛出面。可望標陽之浮也。先托浮太陽之重者。陰樞也。傷寒陽已浮。身不重矣。若疼則陽又重。毋寧從太陽之面重到底。免令標陽之沈也。先安放標陽之浮者。亦陰樞也。曰乍有輕時。顯非重且沈矣。苟太陽稍爲少陰所持。安能舉重若輕乎。揭明之曰無少陰證者。毋乃贅乎。勿謂有太陽證。便無少陰證也。上條陽被邪壓。發熱惡寒是陽勝而邪負。本證陰被邪壓。發熱惡寒是陰負而邪勝矣。上條不汗出而煩躁。是陽不得陰助。本證不汗出而煩躁。又陰不得陽助矣。矧反發熱。惡寒身踡。不得有汗。煩躁不得卧寐者。皆少陰證也。脫令少陰病假託太陽證以惑人。吾恐不俟停後服。諸陽已隨大青龍去矣。遑暇撲粉乎。大抵傷寒陰靜邪亦靜。靜則互相容與。不受邪亦不卻邪。看似有少陰證而實無。看似無太陽證而實有。不發則不動者。邪寂故也。曰大青龍湯發之。發字如聞其聲矣。發太陽汗則藥之靈。發少陰汗則藥之咎。難乎其取微似汗矣。人人非盡猶龍也。多數夏蟲耳。烏足與語大青龍。

傷寒。表不解。心下有水氣。乾嘔。發熱而欬。或渴。

或利。或噎。或小便不利。少腹滿。或喘者。小青龍湯主之。

傷寒當然是表證。特未經誤治。何以不書表未解。而書表不解耶。得毋迄無解期耶。以其心下有水氣。非牽引太陽之陽。則牽引太陽之陰。水氣能參商太陽也。足太陽牽入心下。手太陽仍在表也。手太陽牽入心下。足太陽亦仍在表也。手足太陽既相去若兩人。遂劈分表邪為兩所。足有足之表不解。手有手之表不解。手足不能一律解故也。下條表不解三字則从省。心下有水氣五字則从仝。龍宮又欲露鱗爪矣。兩大青龍渺不知其何去。兩小青龍忽不知其何來。要皆長沙筆下之神物。奇在本條主方有加減。下條主方無加減。既一而神。復兩而化。與金匱兩見小青龍證有異同。金匱未嘗曰心下有水氣。而心下有支飲者二。心下有留飲。心下有痰飲者一。水停心下者又一。大抵久停之水始成飲。有水氣云者。水不精而已。非必如飲家腸間水膈間水也。亦非必飲家始可與青龍也。大青龍亦主溢飲。小青龍寧不主傷寒乎。獨是投太陽於水氣之中。則未明其概也。蓋有毛脈之水精在。與心下水氣相涵接。水不卻邪。勢必護邪。其手足太陽之所以相失者。且因衛氣之離集為轉移。本證則手太陽帶邪而入。脫離足太陽矣。書乾嘔。水未去宜其嘔。特嘔浮太陽之陽。非嘔出心下之水。故乾嘔。書發熱而欬。陽浮當發熱。無如熱痰從水中越出。轉爲水氣所持。一若因發熱而後欬有加。麻桂不中與矣。篇內不獨桂枝證無欬字。麻黃證亦無欬字。但見一證。便爲小青龍立案。小青龍主欬逆者也。雖然。非此外無餘證也。邪并於陽則熱者其常。倘或手太陽浮於水面。則熱傷氣而渴者有之。卽或手太陽墜於水底。則協熱而利者亦有之。否或并於陽而不熱。標陽卻在水中央。爲寒邪所蔽塞。如詩所云中心如噎者又有之。幸而標陽已得解脫。或邪與水相逐。小便不利少腹滿者。是邪尋去路之滿。或水與邪相搏。胸不滿而或喘者。是邪尋出路之喘也。。凡此究非小青龍之阻力。。斷無尾大不掉之虞。。然稍易一二味。。小青龍愈從容游泳於水天之中。。不必全身活現也。。作非雲非龍看。。卻可作即龍即雲看。。惟其龍而不以龍顯。。故曰小青龍。。方旨詳註於後。。

小青龍湯方

麻黄三兩去節　芍藥三兩　五味子半升　乾薑三兩

甘草三兩炙　細辛三兩　桂枝三兩　半夏半升湯洗

右八味。以水一斗。先煮麻黄。減二升。去上沫。內諸藥。煮取三升。去滓。溫服一升。

若微利者。去麻黄加蕘花如雞子大。熬令赤色。

若渴者。去半夏加括蔞根三兩。

若噎者。去麻黃加附子一枚。炮。

若小便不利。少腹滿者。去麻黃加茯苓四兩。

若喘者。去麻黃加杏仁半升。

青龍從何道出乎。。肺主氣之出入。。正青龍飛騰天外之門戶也。。其下爲膀胱。。殆如江壑之尾閭。。大都潛龍窟宅之所耳。。孰意又爲小青龍之孔道乎。。大青龍從門戶而出。。空中一掉則邪去。。邪去而陽之亡不亡。。大青龍不之顧也。。見首不必問其尾也。。小青龍從尾閭而出。。水中一掉則水去。。水去而邪未解。。小青龍仍以後勁解之也。。見尾更莫名其首也。。小云乎哉。。蓋小之者非渺之之詞。正爲其餘力之悠長。細入而無間。凡水氣淹沒之處。息息可通於皮毛。八味藥極紓徐曲折以竟其功。則小而大也。同是青龍。其小無內謂之小。倏然其大無外者。又謂之大焉已。獨是諸藥皆無情之品。非鱗介之屬也。烏得稱龍耶。豈知前方則麻杏桂爲龍首。而尾以甘薑棗助石膏。所爲石破天驚也。本方則桂芍甘爲龍尾。而首以薑味辛領麻夏。所爲浪靜波平也。粗看之但爲功於水飲。細玩之實効靈於太陽。河圖首出。乃一畫之乾。背負太陽於水中者。非龍莫屬也。蕘花易麻又何取。蓬勃者蕘。繁饒者花。蕘標花亦標也。熬令赤色者。義取提升太陽之標陽。麻黃稍遜矣○○且生於山則瀉水氣○○長於夏則耐熱邪○○微利以不了了之○○非主利也○○若去夏加括蔞根○○法與小柴胡證主渴同○○而手太陽之洋溢略不同○○噎者急當拯救手太陽矣○○去麻加炮附○○辟易水與邪○○麻黃又稍竄矣○○若小便不利少腹滿○○是趨勢在下焦○○因勢利導則加苓○○令邪從水道去○○大可匡麻黃之不逮也○○喘亦去麻耶○○肺氣不開之喘則宜麻○○肺喉不利之喘則宜杏○○喘與喘之比較○○始曉然於麻杏之適用不適用也○○或謂去麻不用○○則不成其爲龍○○無所恃以翻波逐浪○○直以翻波逐浪四字○○强作麻黃一味注脚耳○○試觀金匱小青龍五方加減○○曷嘗方方有麻乎○○蓋神化莫測者便爲龍○○吾

謂長沙方無一非生龍。無一非活虎也。

傷寒。心下有水氣。咳而微喘。發熱不渴。服湯已。渴者。此寒去欲解也。小青龍湯主之。

本條又足太陽帶邪入心下矣。看似表已解也。不知猶賸有手太陽病在表也。不書表不解者。恐人未知足太陽有遁形。以爲傷寒表不解無消說也。曰心下有水氣。邪氣水氣環繞足太陽於心下矣。邪逐水則欬。水逐邪則喘。水氣尤劇於邪氣。故欬而微喘。則不必問其在表之表解不解也。問其在裏之表解不解可矣。手太陽浮在表。陽浮故發熱。是手太陽有欲解之端倪。假令足太陽與之俱解。必脫去其寒。亦脫離其水。法當渴○○蓋被水牽之入○○須引水導之出也○○無如其不渴○○表邪固無解意○○裏水亦無退時○○小青龍湯在所必用○○且宜有麻黃以打通其喘○○不宜易杏仁以降順其喘也○○溫服原湯一升爲始○○可已則暫已○○故曰服湯已○○非止後服也○○不渴固復服○○渴者仍復服○○勿泝守前方去夏加括蔞根也○○彼爲水落熱浮之渴○○此爲寒去欲解之渴○○非限定寒不渴而熱則渴也○○以其并於陰則寒○○無所謂熱渴○○不同并於陽則熱○○無所謂寒渴也○○然則手太陽將與之俱解耶○○發熱非汗出而解○○表熱未去可知○○其先解心下之寒者○○幸青龍靈於分水之犀○○初服則寒邪不敢逞○○而退出於皮毛○○足太陽遂引飲以自行其灌

溉。徐俟水精布而後復回其原狀。此又足太陽欲解之用情。故不渴轉爲渴。移時又不渴矣。小青龍正好隨波逐浪以尾追餘邪。匪特表解已也。雲雨未收。青龍必噓吸一番。散水氣爲精氣也。彼青龍湯下已而氣上衝。衝氣低而更欬滿者。金匱立有五方在。殆窮飲家之變則然。非所論於本證也。

讀過傷寒論卷二太陽篇豁解終

張仲景傷寒論原文

讀過傷寒論卷三

新會陳伯壇英畦著
男萬駒
受業鄧義琴 林清珊 仝校

太陽篇豁解

太陽病。外證未解。脈浮弱者。當以汗解。宜桂枝湯。

桂枝解外。麻黃解表。此本篇之大法也。特上文外已解者一。未嘗先服桂枝。表未解者一。未嘗用及麻黃。前法非坐實麻桂作用。已一路變通麻桂。讀者未明表與外有不易之解法。焉知麻與桂有變易之解法乎。麻桂方下無解字。外字表字更未點明矣。行桂枝寧曰解肌。且不曰解外。則汗解二字無消說。行麻黃寧曰取汗。且不曰發汗。則解表二字當閒文。矧麻黃服法一如桂枝法。。桂枝湯中兩合麻黃湯乎。。則表也。。外也。。發汗汗解也。。囫圇讀之者多矣。。卽欲苦爲分明。。無所用其分明也。。上文曰汗出必解。。非桂枝獨專長。。下文曰發汗則愈。。非麻黃能兼任也。。解字發字看似麻桂通用字。。何怪其外證混作表。。表證混作外乎。。仲聖特於此處重爲提撕。。劃淸麻桂界線。。當桂則宜桂。。當麻則宜麻。。宜於此。。不宜於彼也。。而宜桂卻宜麻。。宜麻卻宜桂。。宜於彼。。轉宜於此也。。蓋有所當然。。尤有所以然。。不必疑麻桂若兩可也。。從太陽開不開上討消息。。則恍然悟矣。。太陽不開病爲表。。太陽已開病爲外。。外證之始曰發於陽。。名中風。。表證之始曰發於陰。。名傷寒。寫不盡之傷寒。寫表證而已。寫不盡之中風。寫外證而已。假令傷寒中風證已過去。其發生他證者。皆表證外證之遺。縱傷寒證已解。表未解也。中風證已解。外未解也。且表解或變爲外未解。外解或變爲表未解也。舉外證以爲例。固屬行文補綴法門。而表與外之比較。則外證尤難理會。解表不過解開太陽之不開耳。解外是解開太陽之已開也。又非長此頭痛發熱汗出惡風四證具。可以徵明其外未解也。所不可忽者。即太陽之病脈。細參太陽之病形斯已矣。書脈浮弱者。上文陽浮而陰弱句闕脈字。本句闕陰陽二字。陰陽不顯著。僅顯著者脈。故補點脈字爲證據。與可發汗之脈有異同。以其汗信在上非在下。儘有作汗之端倪。曰當以汗解。汗至乃解未爲晚。特不當以弱陰之汗卻邪。當另以不弱陰之汗卻邪。不患無汗供也。曰宜桂枝湯。非與麻黃若天淵。麻藉天氣之降力取汗。發汗而不搏浮其陽。桂藉地氣之升力取汗。汗解而不重弱其陰。不過麻黃直起直散則發力過於桂。桂枝徐卷徐舒則解力優於麻耳。歠粥不須泥。其如法將息則一也。不曰主之者何。實行桂枝故曰主。權行桂枝故曰宜。倘或不能盡桂枝之長。以麻代桂者有之。猶乎不能盡麻黃之長。以桂代麻者亦有之。玩當字宜字。非恐人濫與麻黃也。亦非責其不早與桂枝也。爲未嘗以他藥發汗者歟。。既曲恕其既往。。特指示其將來。。低徊往復。。情見夫詞。。蓋亦藹然仁者之言哉。。

太陽病。。下之。。微喘者。。表未解故也。。桂枝加厚樸杏仁湯主之。。

本條又撇開麻黃。。以桂枝承其乏矣。。上文解表主葛根合芩連。。麻黃已不見用。。本證解表主桂枝加樸杏。。麻黃又不見用。。胡偏舍麻之長。。曲就桂之短耶。。如爲其喘也。。特微喘耳。。非喘家也。。小青龍證非有或喘有微喘哉。。悉本麻黃湯以立方也。。況主麻黃明曰無汗而喘。。又曰喘而胸滿乎。。求其故而不得。。質問下之者可矣。。書太陽病。。爲外未解惜也。。書下之。。熟視桂枝證若無覩。。動以下藥爲嘗試。。彼以爲外已解也。。又未有如利遂不止。。喘而汗出之劇。。即稍有外邪。。亦以爲從裏解矣。。且不云仍頭項强痛。。翕翕發熱。。不過微喘則略有所遺耳。。在病者方且信爲裏未盡解。。度亦下未如量。。一聽其再下者有之。。亟語之曰。。表未解故也。。故字有幾層解釋。。先將病者醫者一齊喚醒。。指出微喘之所由然。。對於下藥無寬假。。而後授以解表之方也。。不曰外未解者何。。外證本無喘。。桂枝條下亦本無喘字也。。微喘便失其本相。。與上節桂枝證之外未解同而異。。以其外證變爲表。。不明言解表宜桂枝者。。解表則遺其外故也。。不以麻易桂者何。。麻黄證之喘。。一無汗。。一胸滿。。肺喉固喘。。肺葉亦喘。。其喘顯。。肺葉不通於皮毛。。就令不言表。。無所謂之外也。。本條之喘無餘證。。肺葉不喘。。而肺喉獨喘。。其喘微。。皮毛尙通於肺葉。。就令不言外。。未得盡爲表也。。與上文喘家作桂枝湯異而同。。以其表證仍是外。。不明言解外宜桂枝者。。解外又遺其表故也。。然有主桂之名。。而無主桂之實。。又何故耶。。去麻加杏。。小青龍爲喘者易法也。。若加杏且加樸。。豈非解裏多於解表耶。。吾謂長沙固非解裏。。亦非解表。。乃不解外之解外。。無異不解表之解表。。蓋加樸用以引地氣之上。。加杏用以引天氣之下。。纔是立方眞詮。。苟未了然於主桂枝之故。。遑了然於加樸杏之故乎。。

方旨詳註於後。。

桂枝加厚樸杏仁湯

即桂枝湯加杏仁五十枚。厚樸二兩炙去皮。

右七味。以水七升。微火煮。取三升。去滓。溫服一升。覆取微似汗。

因解外說及解表。。因桂枝解外說及桂枝解表。。亦行文補綴法也。。本方凡兩見。。上文喘家作此湯。。本證微喘主此湯。。喘家得桂枝證。。則不可無桂枝。。雖加樸杏以預防其喘。。舍桂枝不能直接解外也。。太陽得誤下證。。則不可無樸杏。。雖有杏仁以順降其喘。。舍厚樸不能間接解表也。。不取其表取其裏。。太陰主裏也。。互根太陽者也。降手太陰有杏在。升足太陰有樸在。則無論解表解外自有桂枝在。其糾正誤下之理由。仲聖猶引而不發也。特於表未解三字下加一故字。爲昧昧者開多幾條思路。冀得一不厭求詳者。相與討論桂枝湯何以有泛應曲當之長。其標隼總在病形之層節上得之。如其覺悟解表解外之頭頭是道也。庶於兩解之中無兩歧矣。且也同是加味。厚樸尤要於杏仁。以彼下之不利而但喘。縱非牽邪入裏。必藥物留中未去。壓抑地氣之上。間隔天氣之下者。下藥爲之也。氣微而後喘亦微也。迫得將錯就錯。以厚樸復下其下藥。解下即所以解上。桂枝杏仁纔有解表之餘地也。可知喘家亦有飲氣爲中梗。。得厚樸而湯益佳。。加杏特其顯然耳。。佳固無所遺。。不言佳尤精密。。長沙蓋示人以微。。曰微火者。。又曰覆取微似汗。。吾知將息桂枝時。。苟一一領略其旨趣。。草木之靈自出也。。

太陽病。。外證未解。。不可下也。。下之爲逆。。欲解外者。。宜桂枝湯主之。。

同是太陽病。。又曰外證未解。。無脉浮弱及頭痛發熱等明文。。何者是太陽之外證。。何者爲外證之未解耶。。恐後人未易懸揣也。。不知仲師正慮人熟視外證而無覩。。特舉內以形其外。。俟細意者之徐參也。。誠以內外互爲其消長。。外證當汗出。。皆水穀之海之精氣以爲之供。。

一若犧牲其汗而不惜。。其倉廩縱未告罄。。而胃中方積穀之時。。未下行其糟粕者庸有之。。則汗下相權。。似得汗而未得下也。。主下者什之八九矣。。戒之曰不可下也。。下之爲逆。。凡此皆論中禁下之詞。。不啻三令而五申。。而於本節預爲可哼者。。非欲人噤口不言下也。。陽明自有可下不可下之條。。果能熟籌於可下不可下之間。。兩相比較。。便知其證之屬外不屬內也。。然此猶辨別其病所耳。。尚有本人之病情也。。病人有欲者也。。迎其欲以求之。。自覺外重而內輕。。是之謂欲解外者也。。其欲又何自來耶。。蓋必有續自微汗之端倪。。洋溢其興致。。太陽遂樂得精氣爲後盾。。不啻主使其志願。。帶汗信而出以示人。則其切於解外也。不容已於雲霓之望者也。曰宜桂枝湯主之。雖不欲沒桂枝之長。方且爲桂枝湯求知己也。抑外證未解之太陽病。永爲萬衆所難逃。覺桂枝湯言之愈長而愈味。破人之惑旣曰宜。堅人之信又曰主。一字便成爲鐵案。聖道所爲至今未墜爾。

太陽病。先發汗。不解。而復下之。脈浮者不愈。浮爲在外。而反下之。故令不愈。今脈浮。故知在外。當須解外則愈。宜桂枝湯主之。

本條又兩曰在外。一曰解外。讀者生厭矣。吾謂非三復外字。恐未會心一浮字也。本論開宗曰脈浮。長沙至此始授人以浮字訣。。因下文脈浮病在表二語。。與本條浮爲在外句不相符。。可發汗宜麻黃湯二語。。與上文當以汗解宜桂枝湯二句亦不符。。則凡發汗汗解未分曉者。。皆浮脈未分曉者也。。書太陽病。。病陽浮也。。非所論於可發汗之浮脈。。宜行解外法。。先收回其陽浮。。未解病。。先解浮也。。乃發汗惟恐後。。先以市上浮散品爲嘗試。。麻黃且未中與。。况他藥乎。。書不解。。非徒謂外證仍在也。。指正邪未劃分界綫。。浮邪尚與浮陽相薄。。浮脈一如前狀也。。昧昧者祗知病不解。。祗知汗藥提升太過。。而復下之。。以爲降下卽所以解上也。。殊不自知其倒也。。曰脈浮者不愈。。長此脈浮耶。。浮有浮之異様。未下之浮。邪浮於陽。既下之浮。陽浮於邪。特浮與浮搏。無非拍合不同之浮。不得不以浮字括之。脈浮云者。對混視浮脈者言浮也。就以浮論。陰弱已縮入陽浮之中。足太陽必爲下藥所竄。遂失卻本來之弱脈。可想見其浮狀之輾轉。乃邪正互爲其轆轤。不特介在解不解之間。並欲解之朕兆而亦無。殆不愈而已。夫脈浮且不愈。斷非脈沈始愈矣。倘有何脈可以速愈耶。申言之曰。浮爲在外。與沈爲在裏適相反。下藥焉能愈外證乎。誤會者可廢然返矣。無如主下乃庸工之慣技。正因外邪不肯下。思以反對其在外。强逼使之下。以爲一次下之不愈者。再次下之而愈。未可知也。。特斥之曰故令不愈。。初不過汗下之誤。。非有意令其不愈也。。若明知其不愈而反下之。。是有意令不愈。。再誤甚於初誤多矣。。以不愈之脈失其常。。遷延而迄於今茲。。足徵其日積之下藥未過去。。精氣不能爲後盾也。。今而後知有愈脈呈露者。。必微汗有續出之機。。卻浮其邪。。非關下藥有轉圜之力也。。書今脈浮。。恰合未發汗以前之浮象。。故知陽氣固在外。。邪氣尤在外。。浮邪氣者陽。。浮陽氣者汗。。儼有浮上加浮之湧現。。又不得不以浮字括之。。曰當須解外則愈。。則愈二字又何消說耶。。假令不先發汗。。就令不解外亦自愈。。經一再下後。。就令解外亦不愈。。至今脈有愈兆。。當解外而不解外尤不愈。。如欲其愈。。必須解外。。曰宜桂枝湯主之。。宜字有警覺之意。。主字兼提撕之詞。。句中又釋兩故字。。欲人尋繹浮脈之異同。。悟出外證表證之異同。。外之緩。。表之緊。。不言浮。。又與浮有異同。。其餘浮脈不勝書。。識浮始可與言脈。。識不浮始可與言浮也。。

太陽病。。脈浮緊。。無汗。。發熱。。身疼痛。。八九日不解。。表證仍在。。此當發其汗。。服藥已。。微除。。其人發煩。。目瞑。。劇者必衄。。衄乃解。。所以然者。。陽氣重故也。。麻黃湯主之。。

書太陽病脈浮緊。。不書傷寒。。跟上外證說。。非指傷寒之表證也。。何以不書中風脈浮緊耶。。此與大青龍證有異同。彼證浮緊浮緩脈。對觀亦反觀。浮緊之底。儼有浮緩在。浮緩之底。儼有浮緊在。風邪寒邪皆推翻太陽之底面。反困入太陽底面之夾裏者也。本證明是外邪在太陽之面。不落太陽署之底。純然一個不惡寒之外證。宜其發於陽則陽浮。何居乎外邪而有表邪之壓力。令浮弱脈爲浮緊耶。假令汗浮太陽。何至於緊。何物浮之。令全個太陽浮。全個太陽緊耶。書無汗。句中有眼矣。無汗浮太陽。有血浮太陽矣。汗能卻邪。血反護邪。難乎其爲太陽矣。書發熱。陽浮固發熱。血浮則血盡熱。一身皆熱邪作用。故書熱不書寒。其放鬆太陽之浮者。陽經之熱邪。其壓制太陽之浮者。陰經之熱邪。勿謂陽浮無體痛也。書身疼痛。與外證異。與表證無異也。書八九日不解。七日以上血未歸經。遑問太陽哉。大都外不解者近是。曰表證仍在。外證變表證久矣。如曰此本在外。汗安在乎。曰此當發其汗。無汗於此。則取償於彼。贖有其汗在。在其血之底。不能以解外法解之。當如解表法發之。訴諸麻黃。不是過矣。曰服藥已。大效猶未立覩也。曰微除。除者解之機。果熱邪不爲已甚。覺一身微微鬆勁沓然。則其人起矣。書其人發煩。煩亦解之機。煩而曰發。揭發其人之障礙物。太陽欲開而未開。故先露其煩。書目瞑。足太陽脈起於目內眥。手太陽支脈又抵鼻至目內眥。血從足太陽經逆上。由脊而項而巔而額。迷離其眥。故目不明而瞑。復互掩手太陽。故瞑而劇。劇者必衄。非汗藥衄之也。縱不服藥。其人必衄。與藥正欲輕其衄。不藥適以遲其衄。以其熱從血解。必衄乃解。何庸避衄乎。且解矣。猶未愈也。必復表從汗解。解於無形。斯愈於無形也。況服藥而曰已。又明示與藥未畢乎。蓋有所以然者在。陽氣本輕也。乃經血既浮之而復墜之。外邪更利用其血之壅遏。又從而束縛之。壓力重則陽氣負重故也。壓其化而及其氣。陽化已盡不待言。豈同下條自衄者愈哉。重者輕之。麻黃湯主之。釋陽氣之重。進為陽化之輕○○始克引微汗爲涵濡也○○不曰發汗則愈○○寓取汗於無汗之中○○卽寓桂枝湯法於麻黃之中○○明犯發汗之禁○○毅然主用麻黃○○纔說主桂之鄭重○○偏偏辣手主麻黃○○吾謂箇中之所以然○○長沙不啻拈花而後說出也○○

太陽病○○脈浮緊○○發熱○○身無汗○○自衄者愈○○

同是太陽病發於陽○○同是變浮弱脈爲浮緊○○所異者上節先書無汗○○後書發熱○○本節先書發熱○○後書無汗○○上節但書無汗○○則從頭至足皆無汗不待言○○本節書身無汗○○則除身以外○○頭額手足非無汗不待言○○上節劇者衄○○本節不劇亦衄○○上節曰必衄○○雖欲不衄而不能○○本節曰自衄○○就令再衄而無傷○○上節解病難○○必衄

乃能解。本節愈病易。不藥而自愈。上節放膽用麻黃。因浮脈未脫離其緊脈。卽陽氣負重之所以然。本節留手不用麻黃。因緊脈未脫離其浮脈。卽陽氣不負重之所以然。夫浮緊脈同而異者。其故不在脈也。從發熱無汗上討消息。則脈無遁情。先書無汗者言其表也。發熱在無汗之中。便見有血在發熱之中。浮緊脈乃血爲之。非不得有汗爲之。先書發熱者言其外也。發熱不在無汗之中。便見有血不在發熱之中。浮緊脈乃不得有汗爲之。非血爲之也。故不曰表證仍在。無汗處是表。餘處仍是外也。亦不曰外證未解。無解表解外之必要也。且非身疼痛。通則不痛。畢竟有汗處與無汗通。有血處亦與有汗通。故不曰汗出者解。汗解無定形。曰自衄者愈。衄愈有定形也。上節有血故無汗。束縛其人者血。本節無汗故有血。久稽其病者汗。彼以汗導衄。不能聽其自汗。此以衄導汗。大可聽其自衄。設或疑爲未愈。尾以麻黃則濫矣。然亦未有汗禁也。不曰不可發汗。麻黃何至獲咎乎。卻邪究以得汗爲正當。未愈則麻爲後盾。既愈則不欲麻爲虛矢耳。長沙操縱麻黃。特舉陽氣之重輕爲標準。對於衄不衄無瞻顧也。得衄非衄家之比。與奪血無汗不同論也。

二陽併病。太陽初得病時。當發其汗。汗先出不徹。因轉屬陽明。。續自微汗出。。不惡寒。。若太陽病證不罷者。。不可下。。下之爲逆。。如此。。可小發汗。。設面色緣緣正赤者。。陽氣怫鬱在表。。當解之。。熏之。。若發汗不徹不足言。。陽氣怫鬱不得越。。當汗不汗。。其人煩躁。。不知痛處。。乍在腹中。。乍在四肢。。按之不可得。。其人短氣。。但坐。。以汗出不徹故也。。更發汗則愈。。何以知汗出不徹。。以脈濇。。故知也。。

書二陽併病。。不曰太陽陽明併病。。惟二陽能兼併三陽。。闔力吞沒太陽之開也。。太陽初得病時。。長沙已一眼看破矣。。以其不特併病。。併汗且併血。。令太陽無汗解衄解之餘地。。有汗等於無汗。。有血等於無血也。。故不曰發汗。。曰當發其汗。。其血其汗。。乃陽明所富有。。不能取償於其血者。。當仰給於其汗。。欲藉以徹開外邪也。。麻黃長於發汗者也。。發其汗亦麻耶。。不過打入一層取汗耳。。將息久之。。其汗尚靳與乎哉。。獨惜其汗先出。。而太陽之汗不繼。。如之何其徹開外邪乎。。不徹邪則邪愈入。。因轉屬陽明。。病證幾爲二陽所併盡。。妙在其汗非一發而無餘。。猶續自微汗出。。微汗是卻邪之精氣也。。太陽不爲之續。。而陽明自續之。。儼若二陽與三陽劃清界限。。陽明受病者半。。還其病於太陽者亦半。。是予餘邪以出路。。差可於微汗卜之也。。迺曰不惡寒。。看似陽明證具。。太陽則麻黃證罷也。。假令太陽證罷。。又手足漐漐汗出矣。陽明篇二陽併病已明言也。若無漐漐之汗信。就令病罷證未罷。凡太陽病證不罷者不可下。下之爲逆。在陽明篇曰下之則愈。彼有太陽之汗不如此。本證下之匪特不愈。因無太陽之汗則如此。倘日久尚如此又何如。曰可小發汗。本論無小發汗之方也。發汗大都宜麻黃。特小用之則小效。視在乎將息時之適可而止耳。小之又是何作用耶。小用卽大用。緣縮小太陽於微汗之中。陽明竟莫能兩大。故寧小取其汗。特留麻黃之餘力。以大開其太陽。非用以續微汗。用以驗面色也。設面色緣緣正赤者。則兩陽已並立矣。形容正陽之面之色曰正赤。形容與太陽之本色相互掩曰緣緣。。太陽之所以依稀莫辨者。。以陽氣怫鬱故。。仍隱約可辨者。。以怫鬱非在裏。。仍在表故。。則其本在外而變在表也又如此。。汗出殆不如此矣乎。。曰當解之熏之。。參用桂枝湯仿汗解法。。徐徐以取汗。。更作桂枝湯仿熞熏法。。亟亟以行陽。。不知者方謂三易其法而不徹如前狀。。將發汗術窮矣。。此第就汗言汗。。若發汗不徹不足言。。獨陽氣怫鬱則言之而未盡。。皆由其囿於表。。而不得越出其表。。是之謂當在外而不得在外。。則當汗不汗之若何阻力。。不獨旁觀所未明。。其人亦無從自寫也。。其人乎。。苟非一人翻作兩人之狀態。。何時始有愈兆乎。。書其人煩躁。。不汗出固煩躁。。血不行尤煩躁。煩躁在卒然而痛也。殆即如素問舉痛論所謂痛而閉不通者歟。獨是諸痛皆知痛處也。曰不知痛處。痛處通矣。前此之濇而不行者亦行矣。曰乍在腹中。乍在四肢。既注腹中之大經。旋及四肢之小絡。血之盡處。即痛之盡處。亦即餘邪出外之盡處也。曰按之不可得。又與素問氣血亂。痛不可按有異同。彼言痛甚不可按。此則按之失其痛。故不可得而按也。痛出太陽則不痛。經所謂得汗則痛立止。况其人本非痛病乎。蓋自初得病時。至是始畢露其眞相。其人實迭受湯藥之賜而不知也。書其人短氣。汗則氣泄耳。得毋太陽氣已汗。猶未汗泄。精氣短耶。穀氣非不足以供。。特衛氣長於營。。營氣短於衛。。營不隨衛行。。故氣短。。書但坐。。坐則上二焦之氣舒而且長。。營衛自環周而不塞。。轉運一番。。而後血不留邪。。汗能卻邪。。遲遲未發太陽之汗者。。以餘邪方藉血爲護符。。不畏汗出故也。。明知汗出不徹。。仍以汗藥行之者。。活血在乎汗。。畢竟徹邪在汗故也。。更主麻黃湯。。實行發汗則愈。。何疑其一路未愈乎。。前法無非爲發汗地步。。長沙知之而不言。。特設難曰何以知汗出不徹。。且自解曰以脈濇故知。。點脈濇二字。。揭破餘邪爲經血所稽遲。。知一當知二。。吾故曰併汗且併血。。點發字解字而不點麻桂。。爲素與麻桂相習慣者說法。。昧昧者毋庸代仲聖立方也。。

麻桂乃篇內之瓜果○○本條是總束麻桂也○○

脈浮數者○○法當汗出而愈○○若下之○○身重心悸者○○不可發汗○○當自汗出乃解○○所以然者○○尺中脈微○○此裏虛○○須表裏實○○津液自和○○便自汗出愈○○

本條又小用桂枝矣○○霍亂吐利止節曰消息和解其外○○宜桂枝小和之○○小和乃桂枝之餘事○○自此節以下○○一路至柴胡○○不出方者十餘節○○勿治之者僅一條○○其餘儘可消息和解之○○自有桂枝湯以承其乏也○○觀下文營衞和節○○可惜桂枝之兼長矣○○此外不明點桂枝者○○桂枝不必有其功耳○○吾謂桂枝湯當烹入茶鼎中○○佐羊棗食○○不是過也○○夫病形之最不和者○○以上條爲極點○○

長沙故又授人以和字訣。其標準大率不在證而在脈。書脈浮數者。爲脈書。故不冠太陽病三字。亦行文補綴法也。獨是下文脈浮而數曰可發汗。闕而字便逕庭耶。脈流薄疾謂之數。乃精氣頻來之象。浮而數。是兩脈有朋也。浮數則浮陽浮汗合爲一。穀氣足以供。毋庸以法取汗。陽明已迫不及待。爲太陽後盾。法當汗出而愈。太陽外解而不知也。若不俟其汗出而下之。陽明必置太陽於不顧。而反顧其中土。太陽無臂助。則浮陽浮汗。一齊傾倒。頓失浮數之脈不待言。因而身重心悸者。陽墜下是脫離身之表。故重而不能舉。汗墜下是脫離心之液。故悸而不克安。此爲身虛心亦虛。。殆表裏俱虛者歟。。曰不可發汗。。無汗可發矣。。曰當自汗出乃解。。何以汗不自出。。而反自汗出耶。。太陽方藉穀氣爲保障。。下後已將未出之汗。。收爲己有。。故曰自汗。。何以未下則不解而愈。。下後則解而始愈耶。。蓋有所以然者在。。以尺中脈微。。胡又多一脈字耶。。微脈顯屬浮數脈之變相。。當然寸上微。。若尺本非微。。而有陽微之脈。。入乎其中。。是易寸脈爲尺脈。。卽易陰弱爲陽微。。未說明其所以然。。必不知其所當然。。申言之曰。。此裏虛。。何以不曰陽虛耶。。陽微必有將出之汗在。。且非惡寒。。陽虛無實據。。惜汗出未有實據耳。。豈非表虛耶。。未嘗誤汗虛其表。。祇有誤下虛其裏。。虛狀須看八一層也。。然則尺裏虛則腎陰不可問。。尺以候腎也。。兩尺乃少陰脈。。少陰安得有汗耶。。彼有彼之虛。。此有此之虛。。此非少陰之微脈。。乃太陽之微脈。。緣太陽署之表不虛。。太陽署之裏則虛。。故陽微陷落陰弱之中。。以脈掩脈也。。曰須表裏實。。非謂陰陽實也。。陽道實。。陰道虛。。陰道之裏虛何足異。。惟陽道則表裏不容虛。。經所謂清陽實四肢也。。陽道何以實。。有瀰漫之津液在。。與汗共并。。則虛而實矣。。曰津液自和。。非太陽和津液。。乃津液和太陽。。陽微亦受和解之賜而不知也。。曰便自汗出愈。。陽微出則汗隨其後。。愈法不離乎脈法。。便字自字。。一若不期然而然。。既羨其和。。復羨其愈。不覺爲誤下者恕也。雖然。談何容易而津液自和哉。蓋必乞靈於桂枝。而後須表裏實四字。非徒託空言也。下文脈浮數更發汗且宜桂。況未經發汗乎。況桂枝本非發汗乎。特令人淡然而相忘者。桂枝之素也。闕焉存焉。於桂無加損也。

脈浮緊者。法當身疼痛。宜以汗解之。假令尺中遲者。不可發汗。何以知之。然。以營氣不足。血少故也。

本條尤破格用桂枝。以上亥桂枝解肌節。其人脈浮緊曰不可與。故凡遇浮緊脈概不行桂枝。獨本證明是舍麻用桂。而桂枝湯三字亦闕如。恐人泥守須當識此二語而不知變也。書脈浮緊者。緊則不免有壓力。太陽固被壓。。太陽之汗尤被壓。。汗在太陽之底。。不能鼓出太陽之面。。愈鼓愈緊故脈緊。。鼓力趨勢在陰不在陽。。故非俱緊而浮緊。。雖施治有異同。。即發汗度非違法。。矧曰法當身疼痛。。言外則曰法當發汗云爾。。下文脈浮緊非明明因不發汗致誤乎。。乃婉商之曰宜以汗解之。。何以應行發汗之脈證。。而可以解汗了之乎。。夫寧不知除卻發汗無二法。。假令尺中遲者。。又能勿兢兢乎。。戒曰不可發汗。。合上條皆不立汗禁之汗禁。。非徒反承上文更發汗。。反起下文可發汗也。。下文不可發汗不勝書。。欲人先曉然於不發汗之解汗。。勿因有禁汗之條。。忘記取汗法也。。特設難曰何以知之。。脈遲不可發汗猶易

知○○脈浮緊而可以汗解則難知○○問詞若謂凡汗藥不能
强不知以爲知者○○當以此條爲通例也○○應之曰然○○本
證自有易於得汗之理由○○解之便能發○○發之反難解也
○○蓋汗爲血液○○偕營衛而來○○自別營衛而出○○必溫覆
而將息久之者○○取汗於血○○不能與血爭汗也○○汗遲故
脈遲○○尺遲是來遲去不遲○○殆關於營氣之不足○○不關
衛氣之不足○○關於血少○○不關汗少○○其所以汗遲者○○
以脈外之汗之羡餘○○補脈中之血之不足○○縱衛行如故
○○遲行之營不如故○○衛氣不能久候○○遂壅遏其汗以候
之○○故雖得發於陽之外證○○汗液不盡奉諸陽○○而遲留
於陰○○無所謂陰弱○○第覺當汗則洋溢而爲浮○○不汗又

束縛而爲緊焉已。。苟略其尺而不加之意。。幾爲遲脈所紿也。。尺遲非中風傷寒所應爾。。則無論外證變爲表。。表證半爲外。。發汗必奪血。。毋寧推愛惜其血之心。。不忍奪其汗。。桂枝則勝任愉快也。。明乎汗解與發汗異。。始悟發汗與汗解同。。了卻汗解宜桂枝。。此後發汗又宜桂。。汗解二字不重提。。桂枝仍不絕書也。。桂枝新加湯曷嘗非主身疼痛乎。。詎必以取汗見長乎。。本條則隱爲知有桂枝者告。。實因知桂者之希耳。。不立方處自有目前之方在。。百世後未必無追念桂枝者。。亦非盡人能改易桂枝者。。何必予人以數見乎。。

脈浮者。。病在表。。可發汗。。宜麻黃湯。。脈浮而數者。。可發汗。宜麻黃湯。

補立麻黃案。再伏桂枝案也。下文桂枝亦發汗。口中說麻黃。意中則合寫麻桂。實爲病在表三字申其義。非複衍脈浮也。脈浮何嘗盡表證。太陽未開之浮。外亦表。太陽已開之浮。表亦外。曰病在表。形容太陽之不開。暗合陰陽俱緊之傷寒。不類陽浮陰弱之中風。就令變緊脈爲浮脈。其可發汗之眞形。不能掩也。曰宜麻黃湯。便有桂枝湯爲比例。熟思審處而後有權宜。麻桂當如胸中竹也。不寧惟是。脈浮而數者。數脈未直接其浮。便是裏汗若離合其表。無汗固可發汗。卽先經有汗。亦可發汗。桂枝證翻出麻黃固宜麻。

麻黃證互掩桂枝亦宜麻。麻黃湯一若頭頭是道。蓋非徒豎一言一字。便爾濫用麻黃。正見得不可發汗之證。多於可發汗。不宜麻黃之證。多於宜麻黃。就如下文所云復發其汗。先其時發汗。當須發汗。可更發汗。凡此皆可發汗之互詞。都非麻黃能兼任。當留爲桂枝見長之地也。醫者亦知麻桂從何得汗乎。精氣藉天氣爲過付。營衛遂受肺中之魄汗。洋溢其太陽。桂枝以現在之汗解外。先還其汗於營。而後取其汗於衛。與坤柔合德者桂枝也。麻黃以未來之汗解表。直取其汗於營。而後發其汗於衛。與乾剛合撰者麻黃也。麻代桂而不以汗解稱者。畢竟麻黃剛力勁。桂代麻而克以發汗稱者。大抵桂枝柔力長。且也並汗解發汗泯其形。桂枝尤斂才而就範。不必支支節節爲桂枝立功者。桂枝耻獨爲桂枝也。彼市上疏散品。詎獨遠不及桂枝。無一非麻桂之賊。作動經藥看可也。無如庸陋輩辨麻桂毋寧辨菽麥。解字發字更無暇較量。安能執單簡之詞。爲若輩彀率乎。吾知疑袒麻者。必以宜桂枝湯四字爲口實。疑袒桂者。必以宜麻黃湯四字爲口實也。

病。常自汗出者。此爲營氣和。營氣和者。外不諧。以衛氣不共營氣和諧故爾。以營行脈中。衛行脈外。復發其汗。營衛和則愈。宜桂枝湯。

本脈法風則傷衛寒則傷營二語豎兩條○○亦補綴法也○○兩則字宜緩讀○○例如太陽中風不了了○○久或移過於衛○○則傷衛○○太陽傷寒不了了○○久或移過於營○○則傷營○○非謂凡風卽傷衛○○凡寒卽傷營也○○註家省却兩則字讀○○徒以傷衛傷營爲全論註脚○○其亦味乎本節之言乎○○書病字○○不冠風字寒字太陽字○○太陽病證已不具○○而自具一似病非病之常證○○故以一病字約略名之○○曰常自汗出○○自汗可以常出乎哉○○出汗既習以爲常○○其飲食起居○○必與常人無以異○○不獨太陽受邪之汗不如此○○就令衛氣受邪之汗○○度亦不如此○○安有但見一證之常時中風者乎○○且不曰汗自出○○曰自汗出○○汗自出

者。卻邪之汗也。若無邪之可卻。常莫測其所自來。此豈太陽所能固。亦非衛氣所能留。一若自恃其精氣之日出而不窮也者。直是不和之汗耳。經謂不循衛氣之道而出。非命曰漏泄乎。夫漏汗寧不自愛惜。假令衛氣無恙在。則汗出少者爲自和矣。無如衛氣屢欲更新而不得。金匱有曰風中於衛。靈樞亦曰此傷於風。衛氣非盡無遺邪也。邪在衛則精氣走。經謂衛氣走之者。指其內開腠理無已時也。看似便宜於營氣。吾疑營氣尤不情。不共衛氣和諧爲太恝也。曰此爲營氣和。營氣和者。脈法名曰遲。設衛氣亦和。名曰緩。緩遲相搏。名曰沈。有沈浸之義。融其和於同諧之內。

如閨房靜好之私也。。其有猜焉者。。汗外出是衛氣猶外向。。曰外不諧。。內外雖和而不諧。。則曲在外。。焉有御門外而鼓瑟琴者乎。。蓋必衛共營和且諧。。纔是眞和。。反是則衛氣如越軌。。縱非戀邪。。亦作戀邪論矣。。營氣何得獨和耶。。尚有其汗在。。自汗已出。。其汗未出。。以其汗與營不相失。。營行脈中。。故脈中和。。不同自汗與衛氣不相得。。衛行脈外。。故脈外不和。。如欲收回自汗。。歸入於脈中。。法當復發其汗。。散出於脈外。。上條挪移衛氣之汗之羨餘。。補營汗之不足。。本條挪移營氣之汗之羨餘。。補衛汗之不足。。上條衛和營。。本條營和衛。。不離乎營衛和則愈。。曰宜桂枝湯。。本條且宜桂。。則上條宜桂不待言。和營衛且宜桂。則上文和津液。下文和陰陽。宜桂亦不待言也。

病人藏無他病。時發熱。自汗出。而不愈者。此衛氣不和也。先其時發汗則愈。宜桂枝湯主之。

本節注家又滿口風中衛矣。執衛氣不和四字作話頭。但以發熱汗出為證據。餘字遂作閒句讀。孰意其為病人中所罕見之人。與太陽病不可同日而語。固非風中衛。亦非如注家所謂寒傷營。殆寒則傷營。則字便非予人以共覩。或疑其臟有他病者有之。以其有發熱無惡寒。失卻初得病時之本相。且自汗出。安知非汗出輒復熱。不為汗衰之陰陽交病乎。異在時發熱。縱有他病不爲劇。。不過如瘧論所謂病以時作。。有時而休耳。。但熱看似癉瘧。。特彼證又欲嘔而無汗也。。下文則有休作有時之往來寒熱證。。卻非臟病之臟病。。曰臟腑相連。。有發作有時之續得寒熱證。。亦無他病之他病。。曰熱入血室。。然無論其他。。就如發熱汗出無餘證。。篇內已無此病入。。况臟不病而人病。。誰復窺見其病所乎。。可知其熱也。。非汗出使之然。。不得謂熱未發而汗發之。。其汗也。。非發熱使之然。。不得謂汗不出而熱出之。。乃發熱不堪之時。。即自汗難禁之候。。一若熱與汗有信約而來。。熱非爲之前。。汗非爲之後。。勿疑此病無愈時也。。其病情藏於脈中。。非形諸脈外。。就令一日二三度發。。而二三度之不愈如故也。。所謂衞氣應乃作。。與邪氣相合者歟。。豈同上條風中於衞乎哉。。金匱亦有熱過於營者。。則作營傷於寒看。。度非百不一遇也。。曷云衞氣不和耶。。此衞氣爲營氣忙。。方自和之不暇。。而營氣之不和不可見。。緣營氣所舍之處。。卽邪氣所客之處。。衞氣欲共營氣和諧而不得。。是又內不諧。。故外不和。。卽令先其時庸或和。。後其時未必遽和矣。。畢竟不和之時少。。大抵不作之時多。。衞氣離集有定時。。則自汗自止有定時。。不曰常自汗出。。顯與上條有異同矣。。上條發其汗以解脈外之邪。。其汗時時可以發。。本證發脈中之汗。。解脈中之邪。。非其時不能發。。曰先其時發汗。。

衛未至而藥先至。移時則汗至衛亦至。自爾得卻邪之汗易自汗。便有精勝之熱除外熱。營和則衛和。一舉而兩愈。不曰營衛和則愈者。與藥時非和衛之時。諸恙無殊不藥而愈也。曰宜桂枝湯主之。曲盡桂枝汗解之長。轉收麻黃發汗之效。本證誠非桂莫屬。特桂枝乃太陽病之首方也。老桂枝而不用。用以收拾營衛之遺邪。宜乎傷衛傷營四字闕不書。營衛病非太陽之通病故也。彼易其說爲風中肌腠主桂者。猶五十步與百步之相去。皆皮相桂枝者也。世有饋藥如季氏者乎。吾願咸有太陽病者。先受桂枝之賜也。

傷寒。脈浮緊。不發汗。因致衄者。麻黃湯主之。

忽提不發汗三字示薄懲。。醫者尚有上文爲藉口也。。自二陽併病節可小發汗句稍易其法。。俄而書不可發汗者二。。書可發汗者亦二。。宜麻發汗者二。。宜桂發汗者又二。。凡此皆兩可之詞。。太耐人思也。。就令傷寒脈浮緊。。度亦麻長於桂。。仍因循而不發汗者有之。。况浮緊脈見上共五條。。未有云可發汗也。。有曰不可發汗耳。。僅一條曰當發其汗。。則尾以麻黃。。又一條曰宜以汗解之。。言外則讓功於桂枝。。發汗不發汗愈度而愈岐。。倘若對於麻黃有瞻顧。。不如假手於桂也。。上下文正在補寫桂枝之發汗。。五味藥能渾合汗解發汗於無痕者也。。設泥守浮緊脈與桂爲破格。。則寧不發汗以觀其後。。再定麻桂之進行。或如上文自衄者愈。不事麻桂未可知也。然而長沙已隱爲桂枝惜矣。書傷寒。本非桂枝證也。乃不言證而言脈。闕無汗二字。大有汗出可知。闕發熱二字。並非陽浮可知。脈應陰陽俱緊。浮緊又可知陽在浮中。陰在緊中。陰不活動而陽活動矣。且法當身疼痛。而一身無恙在。是又浮力大於緊力。顯有魄汗以禦邪。浮其浮。亦浮其緊。而後壓力不著於體也。計惟權用桂枝以薄取其汗。便與麻黃發汗異而同。皆由其傷寒富於汗。藥力自旋收而旋放。善發無非善解也。如之何其袖手不發汗。豈非自封其操縱麻桂之特識乎。夫汗爲血液。發汗云者。順取與血同行之汗。從脈外以郤邪。非逆取與汗同行之血。從脈中以郤邪也。苟衛氣未至。先壅遏其汗於脈外。將衛氣一至。必卷回其汗於脈中。於是營氣復被其壅遏。而血無所避。因是之故。致令足太陽經逆血而上。由巔及鼻。衄出其血者。縱能辟易餘邪。其效已左。矧衄而不解。徒竄脈道乎。麻黃湯主之。桂枝又不能承其乏矣。麻桂皆開太陽如反掌。特不善調用。則兩失麻桂於交臂。誠以未衄則浮緊脈可作浮爲在外論。桂枝可行於不發汗之前。既衄則浮緊脈仍作浮爲在表論。麻黃當行於不發汗之後。不曰發汗宜麻黃者。非急欲奪回其汗於逆血之中。滅餘邪而後朝食也。麻黃開氣門者也○○衄血必没收其汗也○○鼻竅通則毛竅塞○○得麻以開通其陽道○○汗液自從容而達於皮毛○○直是以麻解汗耳○○既不以桂枝發汗○○故轉以麻黄不發汗○○麻黄發汗無殊不發汗○○愈以見桂枝不發汗卻能發汗也○○

傷寒○○不大便六七日○○頭痛○○有熱者○○與承氣湯○○其小便清者○○知不在裏○○仍在表也○○當須發汗○○若頭痛者必衄○○宜桂枝湯○○

本條又病在表○○發汗偏宜桂枝矣○○異在傷寒而表證不一具○○祗有與中風同具之頭痛○○尤異在不大便六七日○○且有在裏之端倪○○獨是六七日不更衣無所苦○○所苦者但頭痛○○又何庸理會其大便乎○○惟不大便可以徵明

其有熱。下文過經有熱曰大便當鞕。卒主調胃承氣者以內實故。特彼證有熱則譫語。吾知其在裏不在表本證有熱無譫語。亦預知其在表不在裏矣。似無與承氣之必要也。曰與承氣湯。太陽病無行大小承氣之例。與調胃承氣不待言。欲驗明其熱不待言。曰其小便清者。殆指小便無熱色。便知大便無熱邪。故曰知不在裏仍在表。猶云熱不在陽明在太陽。一若劃清太陽陽明之病所也者。豈知陽明有熱不頭痛。頭痛必手足厥。不厥則證非陽明已大白。追執小便之清不清。爲在表在裏之標準乎。夫太陽表證不勝書。未有云小便清也。陽明裏證不勝書。未有云小便不清也。況熱則就如病在表。。幾見有人小便清乎。。三焦膀胱者。。腠理毫毛其應。。往往小便非熱尿色熱。。尿色與皮毛。。有息息相通之故也。。然則與湯是何作用耶。。非爲不大便行承氣。。爲頭痛行承氣。。玩其字清字。。可悟長沙之手眼矣。。頭者精明之府也。。痛則有之。。非熱邪能集矢也。。蓋有胃脈提舉陽明清肅之氣。。上加於頭。。其頭遂日戴清陽之覆幬而自若。。熱至則似有似無者也。。若六七日不大便。。又非所論於胃脈之常。。倘精陽氣或缺於奉上。。則頭部無保障。。恐不特太陽移其痛於頭。。並移熱於頭。。是病在頭。。太陽轉作無熱論矣。。以其頭痛不發熱。。可疑處是太陽之頭有熱。。非太陽之身有熱故也。。

安得不與承氣以觀其後乎。既於小便得其信息。對於大便自得其眞情。便想見陽明方爲太陽忙。從交頞中旁約太陽之脈。六七日令熱邪不得逞者。乃陽明爭回其頭部。以爲之宰也。何暇傳道其變化乎。不大便於熱狀無增減。度亦淸升而濁未降耳。一旦以承氣撥動其下之濁者。旋降下其上之淸者。豈同小便色白熱已除哉。乃淸空之宇。非餘熱所能淆。知熱不在頭部。仍在太陽也。易其詞曰表曰裏者。表裏是通稱兩方面之詞。非太陽陽明之定稱也。太陽在表。頭卽其裏也。曰當須發汗。表證當發汗。痛處有熱。餘處不痛不熱。則急須發汗。不發汗將致衄。麻黃湯不可少矣乎

○○致衄又無頭痛也○○上文所有頭痛無衄狀○○大都頭痛未必衄○○本證又不衄頭不痛○○若頭痛者必衄○○傷寒發於陰也○○足太陽從陰經上逆於頭○○壅遏其血○○遂稽留其熱○○痛在是卽熱在是○○衄亦在是○○其所以未衄者○○經未盡耳○○苟非發汗○○熱邪肯別血以出乎○○麻黃又徹嫌奪血也○○曰宜桂枝湯○○寗取汗於衞○○不取汗於營○○乘其經血之更新○○迎導足太陽之熱○○向手太陽去○○頭暢(執去)則不衄矣○○不衄無不大便矣○○未衄以前用桂枝○○對上既衄之後用麻黃○○舉汗字衄字了淸麻桂之首尾○○無非一表字外字解字發字先淸麻桂之眉目○○權衡麻桂處○○正分寸麻桂處也○○

傷寒。發汗。解。半日許。復煩。脉浮數者。可更發汗。宜桂枝湯主之。

傷寒無汗當發汗。既發汗豈容更發汗。發汗且不明言用桂枝。况更發汗又何取乎桂枝。設發汗不解。庸或權用桂枝以解之。何居乎汗解尚重費桂枝耶。陰解陽未解。全個太陽非盡解也。傷寒雖發於陰。手太陽豈脫然無累乎。不過陰浮於陽。則陽爲後盾。苟卻邪之汗未至。陽必煩。汗至矣。若非源源而來。就令煩止必復煩。蓋接濟太陽之汗者陽明。過付陽明之汗者太陰。足太陽先受汗。轉而奉諸手太陽。中風所爲陰弱者汗自出也。傷寒則陰不得有汗。無汗可解故發汗。

發力勁於解○○解力柔於發○○來汗有疾徐○○故取汗有深淺也○○若未解而有所遺者○○豈發汗不如法哉○○乃其汗一發而無餘○○而邪則留餘○○度亦初時陰經之汗○○未必壅遏於營血之中○○解之云者○○足太陽無寒分○○手太陽仍有寒分也○○維時太陽得以暫安○○不特不煩○○方且自慰其煩○○一若可從容以待汗也者○○無如營衛之行半日許○○遂迫不及待而復煩○○煩在不發熱○○則熱不浮○○無汗出○○則汗不浮○○假令陽浮汗亦浮○○熱尤浮○○脈必緩○○浮陽非被壓○○無所謂之煩○○卽或邪氣精氣兩不浮○○而汗與熱相持○○脈必數○○衹有浮而數○○浮陽非被逼○○亦無所謂煩○○若脈浮數者○○一二脈奏合而無間○○按之少

一而字○○便覺熱邪之數若散沙○○魄汗之數如麻沸○○令浮陽無上浮之餘地○○烏得不煩乎○○曰可更發汗○○胡不曰當以汗解耶○○解後不言汗出者半日矣○○續得足太陽之血液○○繞折而出於手太陽○○遂轉戰餘邪於脈外○○於是乎脈數○○設非發動而鼓舞之○○恐卻邪之力有未逮也○○宜麻黃湯矣乎○○上文脈濇更發汗暗指麻黃○○浮而數可發汗又明指麻黃○○桂枝湯休矣○○曰宜桂枝湯主之○○麻黃可越俎乎○○發而未解更發汗則宜麻○○發而已解更發汗又宜桂○○此豈徒桂枝之神妙莫測哉○○爲解爲發○○乃長沙之命令使之然○○服從醫聖○○効忠太陽者桂枝也○○自此以下○○卷懷桂枝者三十餘節○○僅一條曰不可更

行桂枝。其餘則附諸用行舍藏之列。桂枝仍未息肩也。最後曰救表宜桂枝。又曰欲救邪風者宜桂枝。長沙方以救世之責。屬諸桂枝。則凡不書桂枝者。不過乞靈於桂枝之緒餘。不勝書者也。喻黃刪去主之二字非。

凡病。若發汗。若吐。若下。若亡津液。陰陽自和者。必自愈。

知陽者知陰。知陰者知陽。苟熟視陰陽而無覩。焉知麻桂證觸目皆是乎。三陰三陽不具論。就如凡太陽病傷寒一日。太陽受之。即太陽之陰陽受之。發於陽則陰和陽。發於陰則陽和陰。太陽有太陽之和。故曰自和。至七日以上自愈者。殆不藥而自和。要非所論於誤汗誤吐誤下及亡津液者。無論所犯何逆。不和而卒歸於和。談何容易而便宜其不和哉。苟非髣髴有曾服桂枝之端倪。語人曰。此本陰陽自和者。吾不信也。麻桂皆大有造於太陽。桂枝則以小和稱。上文營衛和且曰宜桂枝。可悟桂枝湯實無往而不和。惟忠於太陽爲最篤。故標題陰陽自和四字。特爲桂枝湯立傳也。有能推愛惜陰陽之心而及於津液者乎。法當本桂枝之至意以處方。若凡發汗吐下。關於亡津液之舉。寧缺毋濫。勿令桂枝不中與之壞病。旦夕而釀成。則太陽之受賜已多矣。病勢衰而自愈。非陰陽之一大幸乎。。四若字度亦設言之詞。。非必誤至再三而不知退也。。卽未經誤治而津液不前者亦其常。。吾又疑坐視津液之亡爲太恝。。舍津液以何物和陰陽耶。。津液乃水穀之海之氣之澤焉耳。。胃和則津液一倏一更新。。太陽病又胃氣不難於和也。。陰陽和自以和召和爲一氣。。何止一部分之和乎。。此固爲太陽篇暨厥要領。。卽全論之立證立方。。無非從陰陽上著手眼。。非置汗吐下津液於等閒也。。三陰三陽之陰陽。。皆統系於太陽。。不明言有桂枝湯在者。。以陰陽二字。。乃點全論之睛。。非一方一法所能盡。。但使人人曉然於一陰一陽一太極。。則凡遇太陽初得病時。。必首以自和爲可貴。。桂枝湯不患無永好也。。

黃氏凡病上加一大字非。。喻黃亡津液上加亡血二字尤非。。

大下之後。。復發汗。。小便不利者。。亡津液故也。。勿治之。。得小便利。。必自愈。。

揷入勿治之三字。。上下文多有不出方。。未有云勿治也。。大率治之不必有其功。。卽不治之亦無大過焉已。。若戒曰勿治。。尤勝於施治不待言。。吾謂亡津液與和津液之比較。。上言便自汗出愈。。則治之者聽。。不治之者亦聽。。猶可說也。。本條則不敢放過矣。。以大下之藥甫畢。。復發汗以尾其後。。知者方救亡之不暇。。遑袖手耶。。矧小便不利。。與津液顯有關係耶。。曰亡津液故也。。語氣未嘗爲逆施者恕。則亟爲太陽請命。更持之有故矣。乃曰勿治之。勿復利其小便耶。抑置亡津液於不顧耶。津液莫富於陽明。陽明亡津液者三。津液外出者一。津液內竭者一。津液越出者一。無治法者四。立治法者二而已。蓋津液乃泌汁之羨餘。澤大腸以津。澤小腸以液。大小腸舉津液之羨餘以奉上。用以往還其二便。而離合其陰陽。津液復自留其羨餘。存諸膀胱。與氣化互爲其消長。於是太陽亦富於津液。亡之云者。非蕩然無存之謂。乃不敷所存之謂。苟胃氣無恙在。津液自有更新之餘地也。作陽明亡津液看可矣。況其故不在津液之自亡。而在誤下誤汗以亡之。宜其幾欲小便不得。。一若津液吝惜小便。。小便尤吝惜津液者然。。亡津液看似小便不利故。。實則小便不利關於亡津液故也。。假令不治津液治小便。。陽明篇明明曰太陽病汗下利小便亡津液。。且小便自利爲竭津液。。可知利小便更亡之又亡。。誠以小便罄則津液尤罄。。必小便卒不利。。因其不留少數之津液。。行使其小便。。治之祇有兩失。。無一得也。。正惟小便約斯津液亦約。。必小便卒利。。因其留多數之小便。。聽命於津液。。勿治之不止一得。。且兩全也。。曰得小便利必自愈。。小便由不利而得利。。足徵明其津液雖亡未盡亡。。得之如操左券者。。小便未嘗失。。又當求故於小便也。。雖然。。本條而外。。

不立方者何限。。不能以勿治之一語了之也。。有桂枝湯在。。上文和津液不明言桂枝可通用者。。恐人援彼條以例本條。。則濫與桂枝。。本證亡津液不明言桂枝不通用者。。恐人援本條以例別條。。又淡忘桂枝也。。

下之後。。復發汗。。必振寒。。脈微細。。所以然者。。以內外俱虛故也。。

同是逆施。。首句多一大字則津液亡。。可見津液未易亡。。不知者轉謂論內諸方。。不外為存津液而作。。皆由一亡字駭之耳。。彼證且勿治。。況無何等之亡哉。。苟因下之後復發汗為見慣。。遂執勿治之三字作口頭禪。。吾知其對於本節之所以然。。必未看破也。。書必振寒。。不曰必振熱。太陽本寒標不寒。未有標陽不振而本氣能振者。從不振上反觀之曰振。殆震驚外寒之激刺。不欲拔動其本氣而不得。特於此處點出個寒字。紀太陽淪落之自始也。書脈微細。陽浮之脈變爲微。陰弱之脈變爲細。陽病見陰脈者死。微細非少陰脈乎哉。胡本證無死字耶。有所以然者在。苟不求其所以見陰脈之故。焉知其陰脈所以不死之故乎。申言之曰以內外俱虛。脈內虛。虛在營。脈外虛。虛在衞。誤下則營衞出氣虛。誤汗則營衞行度虛。經兩番之剝削。故俱虛。太陽未嘗虛也。特藩籬已決。譬猶皮之不存。太陽將空洞而無所麗。其標陽本氣。勢必一齊瑟縮。一若卒歲之無衣。於是不見太陽中氣之熱。僅露太陽本氣之寒。當然失卻太陽之陽脈。假令脈微弱。否則但脈微。是無陽之寒狀。遑有振作乎。急當救陽矣。獨非所論於脈微細。微細乃太陽中見之脈。不過太陽之標之本且微且細耳。太陽翻作少陰。猶乎少陰翻作太陽。少陰中風陽微陰浮脈。非卽太陽脈之對觀乎。脈者血之府。脈氣每爲經血所轉移。無營衞爲涵濡。則太少二而一。有營衞爲涵濡。則太少一而二。此又陰脈瞬息可復爲陽脈之所以然。可治可不治。不曰勿治之者。以有桂枝湯在。更新營衞如反掌。不明言桂者。恐人因桂枝證愈說而愈泛。將視桂枝湯愈用而愈濫。

反失桂枝之眞也。

下之後。復發汗。晝日煩躁。不得眠。夜而安靜。不嘔不渴。無表證。脈沉微。身無大熱者。乾薑附子湯主之。

同是下之後復發汗。同是太陽翻作少陰。上條微細太陽於太陽經中。如春蠶之剝繭。營衛脫離太陽也。本條沈微太陽於少陰經中。若金蟬之脫殼。太陽脫離營衛也。書晝日煩躁。營衛曷嘗不行陽。無如行手而足太陽不之應。行足而手太陽不之應。手足無主體則無統系。安得不煩躁乎。此特煩躁之見端。仍非煩躁之用情也。書不得眠。晝日眠乎哉。安靜纔得眠耳。眠煩躁乎哉。乃安靜時眠不眠猶其後。偏於煩躁時興偃息之思。殆戀陰不戀陽之狀態。苦度日之長。莫補夜來之短。則刻不容緩在乎眠。不得亦無可怨之天也。乃若遷怒營衞之錯行者然。是起不安而臥安。直欲有夜無晝耳。晝夜而安靜。陽入之陰當然靜。得眠不得眠亦安耶。太少相得不相失。且得夜行之度以榮之。則晝日之事如陳迹。安靜似出意外。其淡忘煩躁在意中。是又形容太陽頓失其知覺。非樂觀其安靜也。正悲觀其寂守也。以餘邪尚佔據太陽之部署。太陽未易復回其本位故也。潛伏陽經者手太陽之邪。潛伏陰經者足太陽之邪。邪不浮則證不具。不獨無發熱惡寒。

且不嘔。。寒化無端倪。。亦不渴。。熱化無消息。。表證遂自有而之無。。裏證則自無而之有。。無太陽受邪之表證。。故無太陽受邪之表脈。。有太陽不受邪之裏證。。因有太陽不受邪之裏脈。。假令脈微細。。又少陰受邪矣。。書脈沈微。。陽微沈在裏。。非續得卻邪之汗。。餘邪亦不復與太陽爲難。。本無所謂熱。。特邪與衛合則熱在皮裏。。熱餤未嘗横肆於一身也。。故身無大熱。。可知小有之熱乃衛氣令其熱。。卒爲悍氣所排除。。可以不了了之。。獨惜誤藥行兩次之剥削。。太陽不得有其身。。其身亦不復有太陽。。其脈若僅有一少陰。。太少如出一手之微陽。。如同一足之沈陰。。是猶少陰以中氣之寒還諸太陽。。則亡少陰。太陽以中氣之熱還諸少陰。則亡太陽。如欲少陰自少陰。當更新太陽自太陽。薑附不可少。且不能增多一味也。乾薑附子湯主之。方旨詳註於後。

乾薑附子湯方

乾薑二兩　附子二枚生用去皮破八片

右二味。以水三升。煮取一升。去滓。頓服。

二藥氣味辛溫。惟附以氣勝。則溫過於薑。薑以味勝。則辛過於附。薑陽附亦陽。陽一者也。二何取耶。太陽有手足。又一而二也。少陰獨非二耶。太少對看。又兩儀而四象。太陽三畫陽。三而二之。手足皆三陽。少陰二畫陰。二而二之。手足皆二陰。本證則四而一之。手足不陽亦不陰矣。立方故四而二之。化除兩手兩足之陰。更始一手一足之陽。煑藥又水三升而取一。三一亦陽數也。然則方內有陰藥。不算太陽方耶。方方皆大有造於太陽。要以本方爲功首也。無桂枝護送太陽以出外。能保明日不煩躁耶。上文與甘草乾薑湯且夜半陽氣還。矧薑附純陽哉。頓服而不分服者。亟欲樂觀其夜半耳。餘邪仍在將奈何。陽氣當至則太陽至。邪正不並立。久之其病亦衰。特夜半非太陽解病之時。遺邪流散於身外者庸有之。逌晝日加以衛氣之雷厲。從巳至未。告肅清矣。何以二味如曇花一現耶。諸方中薑附並行者何限。惟對於本證。則以再造太陽爲手眼。附子重温太陽本氣之寒爲陽寒。乾薑宣發太陽中氣之熱爲陽熱。而後統標本中見爲一氣。羣將以三畫之陽目之也。或疑此湯較四逆輩尤峻者。未知一薑一附。點太陽之睛者也。

發汗後。身疼痛。脈沈遲者。桂枝加芍藥生薑各一兩人參三兩新加湯主之。

上文所有身疼。類皆未發汗故耳。未有發汗後身疼痛也。不獨上文無。下文亦無。不獨本篇無。全論亦無。新哉此證。證新治亦新。新立方矣乎。非也。方仍其舊。法仍其舊。其舊不減。加味入湯。成方稍易。立新加湯焉已。吾用是知長沙念念不忘桂枝。上條既從少陰方面上立太陽舊附證○○本條忽從太陰方面上從新再立太陽桂枝證○○反對下條發汗後不可更行桂枝也○○特書身疼痛○○疼痛無乇桂字樣○○就如上言法當身疼痛節○○且未明言以桂代麻也○○彼證尺中遲○○本證尤脈沈遲○○何居乎新加湯不施諸彼而施諸此耶○○彼條縱用桂○○無取加味以新之○○本條另主桂○○正宜加味以新之也○○誠以發汗後則陽氣無重壓○○自能活動其一身○○法當不疼亦不痛○○反是則魄汗罄而陽氣沈○○遂委棄其身以任邪○○始覺且疼且痛而著於體也○○故同是沈也○○上條太陽沈到少陰○○本證太陽又沈到太陰矣○○獨是如舊婚媾者太陽太陰也○○匹耦而相從者也○○宜其陽在陰中

無病脈。。脈法謂身體疼病人自卧。。脈反沈遲。。故知其愈。。夫非占勿藥乎哉。。不知汗後之脈不同論。。脈法又謂沈爲在裏。。遲爲在臟。。可想見太陰收藏太陽之密。。直纏緜於太陰臟中。。視身以外若晏然無恙者然。。而後沈遲脈看似可喜也。。何以疼痛不在腹耶。。此正與本太陽病屬太陰同消息。。彼證病屬太陰而太陽不屬。。本證太陽屬太陰而病不屬。。遺其病於身。。故不移其痛於腹也。。何以行桂枝加芍耶。。長沙又以再造太陽爲手眼。。上條脈沈微。。微在陽。。則側重在薑附。。本條脈沈遲。。遲在陰。。故借重在人參。。彼證無大熱者身。。不足以窮薑附。。不加不爲少。。本證疼痛者亦身。。足以窮桂枝。。

加味不爲多。。薑附雖新不爲奇。。彼湯是初見。。桂枝愈新則愈奇。。其湯已數見。。則不特加參新。。加薑加芍亦新。。究非新在加味也。。新在翻新桂枝湯也。。方旨詳註於後。。

桂枝加芍藥生薑人參新加湯方

桂枝三兩去皮　芍藥四兩　甘草二兩炙

人參三兩　生薑四兩切　大棗十二枚擘

右六味。以水一斗二升。微火煮。取三升。去滓。分温服。餘依桂枝湯法。

本方以桂枝加芍藥湯爲張本。。太陰篇仍舊用太陽篇內之桂枝。。非欲求新也。。欲人曉然於太陽桂枝湯。。可通作太陰用也。本湯又仍舊用太陰篇內之桂枝。卻非順舊也。欲人曉然於太陰桂枝湯。可取回太陽用也。夫桂枝本太陽之故舊。亦曾爲太陰之故舊。若易爲新進則降矣。特更新太陽於太陰之中。又罕有桂枝之愈孰而愈巧者。則以陳陳相因之桂枝。人或不以陳陳目之也。桂枝差可自豪矣。倍加芍藥果何若。腹滿時痛證不具。匪特六兩芍藥無所用。且諸藥將戀太陰而不去也。惟芍藥加一兩。則進之入太陰。卽退之出太陽。非以新法加芍。新在不加倍而加一也。不加薑將何若。是卽當行加芍宜減芍耳。非爲太陰續自便利而設。蓋爲太陽立方也。倍加薑又何若。六兩薑則開力多而闔力少○○薑過於芍○○便非整齊劃一之加○○恐藕斷其太陽○○惟生薑加一兩○○芍一非偏重太陽之陰○○薑一非偏重太陽之陽○○固以新法加薑○○尤新在加薑如加芍○○加芍復加薑也○○旣加矣○○又何加乎○○桂枝可藉太陰之開力開太陽矣乎○○未也○○足太陰升○○升上太陽而已○○必手太陰降○○纔降出太陽也○○有人參在○○加入三兩○○則新而又新矣○○人參名者○○乃地下之人者也○○地脈之所鍾○○仰卧以受氣○○氣生形而成參○○形歸氣而象人○○其味得諸地者厚○○故其氣還諸天者神○○助肺氣以行營衛陰陽者○○非參莫屬矣○○通脈四逆脈不出者加之○○可悟從太陰產出太陽者亦加之○○矧脈沈遲○○足太陽遲行於

手也必矣。。得人參玉成其手足完備之太陽。。挾營氣衛氣翻新而出。。桂枝之神技何若乎。。勿訝身疼痛有遺邪在也。。正復邪自衰。。上條主薑附且對於身熱不爲意。。況桂枝加味之餘力猶存乎。。

發汗後。。不可更行桂枝湯。。汗出而喘。。無大熱者。。可與麻黃杏仁甘草石膏湯主之。。

本條桂枝又可息肩矣。。同是發汗後。。上條加味入桂枝。。本條加減主麻黃。。上條不曰不可更行麻黃湯。。本條不明言參用麻黃湯。。麻黃但不置可否。。桂枝則未免招人青白眼矣。。夫豈人人豔說桂枝哉。。曰不可更行桂枝湯。。何其酷肖庸工聲口乎。。是句篇內僅兩見。。此外可行桂枝者何限。。況詞句乃倒裝文體。。含下二語。。著眼在個喘字。。特借鏡桂枝證之變相寫太陽。。非奚落桂枝也。。太息太陽被熱邪驅之入皮裏。。手太陰無術以開太陽。。轉類熱邪故與手太陰爲難也。。書汗出而喘。。出汗非太陰開乎哉。。無如開放皮外者汗。。而收緊皮裏者邪。。皮外開則肺葉無從闔。。開之正欲迎太陽以出也。。皮裏闔則肺喉無從開。。闔之正以避熱邪之入也。。開闔不兩應而兩左。。則與無汗而喘異。。彼證無汗以舒其喘。。因喘愈窒其汗。。肺喉肺葉無開機也。。亦與喘而汗出異。。彼證非喘不能鼓其汗。。得汗自能鬆其喘。。肺喉肺葉有開機也。。本證汗不閉而喘閉者也。。假令有大熱。。否或發熱。。則陽浮熱亦浮矣。。乃曰無大熱。。熱邪與皮外尚隔一層。。且太陽偏仄在熱邪之後。。更隔皮外多一層。。手太陰豈能收回卻邪之汗。。保障太陽乎。。抑太陽望天氣而呼籲。。徒令手太陰愛莫能助乎。。有湯在。。上條再造太陽於足太陰之臟中。。則治邪爲緩圖。。本條拯救太陽於手太陰之皮裏。。又治邪爲急務。。曰可與麻黃杏仁甘草石膏湯主之。。既主之矣。。可與二字又何義。。諸藥俱打入手太陰作用。。不啻爲太陰受邪而設。。不治太陽治太陰。。看似不可與。。卻可與也。。不獨不行桂枝湯。。並非與麻黃湯在言外也。。方旨詳註於後。。

麻黃杏仁甘草石膏湯方

麻黃四兩去節　杏仁三十個去皮尖　甘草二兩炙　石膏半觔碎緜裹

右四味。以水七升。先煑麻黃。減二升。去上沫。內諸藥。煑取二升。去滓　温服一升。

命方何以不曰麻黃去桂加石膏湯耶。。發汗後麻黃湯證已過去矣。。假令不避麻黃湯之名以命方。。豈非無汗而喘主麻黃。。汗出而喘亦主麻黃乎。。然使倘有更發汗之足言。。就令麻長於桂。。亦不舉桂焉已。。何至絕桂太甚乎。。吾謂熱邪直欲陷麻桂於必敗之地。。在不更行麻黃者。。或以汗後故。。行桂枝則失於察覺未可知。。曰不可更行桂枝湯。。殆謂不可更中熱邪之計云爾。。上文反以桂枝湯以攻其表。。非曾爲傷寒所紿乎。。麻桂皆開太陽之主劑。。無論解表解外。。無非開太陽以外向。。不過麻黃藉天氣之降。。以降力取汗。。則從下發到上。。桂枝藉地氣之升。。以升力取汗。。則從上解到下。。致有別耳。。本證特麻桂條下未之見也。。麻黃湯非用以發動皮裏之熱。。倘有發而無收則汗甚。。桂枝湯非用以維繫皮裏之陽。。倘繫之而不解則喘甚。。卽或麻黃湯加石膏。。則藥力過於出。。非擊中熱邪也。。否或立本湯無麻黃。。又藥力過於入。。反擊中太陽也。。是不獨桂枝湯有未當。。凡鍼對太陽立方仍未當。。法惟另從手太陰方面著手眼。。其斯爲禁桂而非貶桂之微旨歟。。本湯豈脫胎麻黃湯哉。。特爲援助太陰肺而設。。麻開肺葉。。杏開肺喉。。石膏便向皮肉相連之處下攻擊。令太陽受諸藥之賜而不驚者。有甘草爲保障也。汗出果無慮耶。熟除汗自止。且太陽出又何不外固之有。比諸大青龍湯又何如。彼方於麻桂兩方中加石去芍。從胸徹背。破空而出。度非手太陰所能駕馭。言取微似汗者愼也。桂枝二越婢一又何如。彼方於麻桂兩方中去杏加石。迎陽歸舍。相曳而行。都非手太陰爲之節制。言不可發汗者亦愼也。二方皆汗劑之變方。本方則與汗劑無涉。汗不汗無較量也。方末一本有黃耳柸三字。汪苓友云想係置水器。吾謂當係量水器。取限制之義。楚人謂限不得曰柸治。可悟二升藥大有分寸。初服則氣浮於味。盡服則味餘於氣。取一升之氣。留一升之味。非止妨逾量也。碎石膏加綿裹者。亦取其受氣於天。味重固墜。質重亦墜故也。

發汗過多。其人叉手自冒心。心下悸。欲得按者。桂枝甘草湯主之。

同是發汗。過多二字有何分寸耶。論內發汗不勝書。就如上言復發汗。胡獨諱言其過多耶。吾謂從下發出上。則汗出未為多。若既發其下。連發其上。由足掠過手則多矣。汗液乃營衞之羨餘。留存於足太陽。為維繫標陽之資料。是謂自汗。自汗復有汗。中風證陰弱者汗自出。足太陽挹注多餘之汗以助浮陽。不發亦自出也。若傷寒則發之而後出者。亟未起也。陰者存精而起亟。陽者衛外而爲固。取起亟之汗則不患無羨餘。過取固陽之汗。非多取乎。以其發盡留守標陽之精氣而不存。無精歸化。氣尚歸精乎。短標陽之氣者。即蹙標陽之化也。書其人叉手自冒心。汗傷心液矣乎。非也。其人之心猶自若。其人冒心亦無以自明。其人叉手更無以自明。吾第知心之合脈也。心可冒。眞心不可冒。心之散著處則爲脈。脈之舍聚處則爲心。脈之三陰三陽便是神。三陰三陽之神即是心。脈之質。其流焉者也。心之質。其虛焉者也。內難另稱爲小心。特稱爲眞心者。因有虛器之心主在。器眞心者也。心本無物。人人見之謂之心者。以其為表示真心之物。亦迹其可見者名之曰心而已。其心無恙在。其手果又何物乎。吾又知手少陰髣髴以手援太陽。手太陽髣髴以手捫少陰。無如手少陰之脈非不足以合太陽。手太陽之脈尚去少陰如咫尺。則其冒心也。欲速合心脈接洽太陽之肤態也。書心下悸。汗藥震撼太陽不待言。必其絡心之脈不可以寸。纔悸在心下也。假合再落心下之下。退歸小腸之本部。則標陽盡矣。書欲得按者。假手按摩乎哉。篇內心下悸者多矣。未嘗快心於按也。乃欲託庇於陽盛者之手。以拍合其陰陽。恐徒手未能為役也。桂枝甘草湯主之。從麻桂二方中拙提二味以立方。。太陽病手非病足。。故主治不在足而在手也。。方旨詳註於後。。

桂枝甘草湯方

桂枝四兩　甘草二兩炙

右二味。以水三升。煑取一升。去滓。頓服。

心爲牡臟。。桂枝爲牡桂。。牡者陽也。。桂枝與心臟同稱牡。。大都溫心陽者近是。。桂合甘亦辛甘化陽。。尤令諸陽皆被心陽之化。。心爲百脈長。。桂枝且通神也。。巨陽又諸陽之屬。。爲諸陽主氣者太陽也。。則單行桂甘。。洵大有造於太陽之標陽。。長沙本此意以立麻黃湯。。禀天氣之降。。藥力從足太陽發起。。其魄汗遂源源接濟者。。

手太陰互根足太陽故也○○手太陽亦受其賜者○○賴有桂甘爲貫澈○○陽道於是乎不虛○○實太陽於陽道者也○○所謂陽密乃固者○○桂甘密之也○○果如法行麻黃○○從無發汗過多之理○○篇內禁汗不勝書○○未有曰麻黃不中與○○斥誤汗○○非斥麻黃也○○間或麻黃非在必行之例○○寧缺毋濫則有之○○就如本方截去麻黃湯之半○○卻不離乎桂枝湯中之君若臣○○可悟麻桂之變通無紀極○○非麻桂可作麻桂論也○○然則其人臟無他病耶○○凡書其人二字○○皆互襯之詞○○仲景看破其人之心下立治法○○妙令太陽與君主通其德○○故補助同其方○○頓服則標陽由心中之孔道○○領氤氳之氣而出○○何庸以安放其人爲急務乎○○

其病狀悉形諸手者。殆亦標陽虛怯之內容可掬。如赤子之投入母懷。氣化不前四字可以括之。獨是其心又似不克部於表者然。何不得隱曲亦若是。此特君主之隱憂。惡傷其類而生感。環顧太陽之不暇。故髣髴不前耳。一升藥以打通其消息。陽氣之大伸。可立待也。彼聞一味桂枝而妄予譏評者。類皆無端生悸之人。吾且戲言之曰。速以桂甘湯藥之。其心必壯矣。似亦代價桂枝之一法也。

發汗後。其人臍下悸者。欲作奔豚。茯苓桂枝甘草大棗湯主之。

上條手太陽悸在心下。本條又足太陽悸在臍下矣。上條手少陰殆欲以手援太陽。本條足少陰焉以足援太陽乎。豈知臍下卽膀胱之部位。足太陽之水腑。與足少陰之水臟爲鄰。其息息相通之密切不待言。則腎水之援太陽。與心火之援太陽。必情同一律。獨是上條心火似不前。本條腎水似太過。手少陰欲援手太陽而不得。故火不寍。冒之則寍。足少陰欲援足太陽而不得。又水不寍。無論冒不冒仍不寍。就如心下曰欲按。得按庸不悸。臍下未嘗曰欲按。得按依然悸也。書其人臍下悸者。其人必不歸咎於發汗。無過多二字。且多一後字。汗後與臍下何涉。安知其人非病機已伏乎。非有物以干動其臍也。乃足太陽淪落在膀胱。遂於臍下示其怯。。設非足太陽含有手太陽之熱化。。將泯滅於寒水之鄉。。並悸狀而亦無。。生於斯者沒於斯。。足太陽亦一水腑中之泡影而已。。其反與膀胱不相入者。。寒熱二氣兩而化。。手足太陽所以一而神。。則悸莫悸於神游之遠隔。。望標陽而弗及。。縱歸宿於本源之地不少安。。宜乎其人非倉皇。。而臍下竟有倉皇之知覺。。苟無汗藥以任咎。。幾疑其人沒收足太陽於臍下矣。。書欲作奔豚。。豚爲水畜。。形容水勢之奔放曰奔豚。。足太陽竟爲水腑不容哉。。水氣不如經血之温。。則太陽驚寒矣。。驚狀如馬駭。。故水狀若奔豚。。不曰豚奔者。。豚屬腎。。非腎爲主動。。殆壬水激動癸水。。譬猶腎家畜豚。。膀胱放豚。。豚雖未奔。。卻欲作奔豚。。二陰一變其雌伏。。反令腎間動氣。。無暇更始其太陽。。其人猶恬然未之覺也。。金匱闕其人二字。。餘字則從同。。彼證其人奔豚先欲作。。特借誤汗露其端。。本證其人奔豚非欲作。。皆因誤汗生其變。。同是立方立法。。傷寒自有傷寒之眼光也。。茯苓桂枝甘草大棗湯主之句。。詳註方後。。

茯苓桂枝甘草大棗湯方

茯苓半斤　甘草二兩炙　大棗十五枚擘　桂枝四兩去皮

右四味。以甘瀾水一斗。先煮茯苓。減二升。內諸藥。煮取三升。去滓。温服一升。日三服。作甘瀾水法。取水二斗。置大盆內。以杓揚之。水上有珠子五六千顆相逐。取用之。

麻桂二方無去甘之例。寧不得已而去桂者。辛甘化陽。甘尤不可缺也。上條桂甘湯單去二味。已點麻桂之睛矣。本湯又夾入桂甘於苓棗之中。而苓則先賚。只以棗佐桂甘。卻能提升足太陽。與上提升手太陽同一主旨。可悟全個太陽。曰被辛甘之化而益暢矣。手足太陰。即辛金甘土所化成。吾謂麻黃湯稟天氣以互根足太陽。桂枝湯稟地氣以互根手太陽者。太陰布微汗之化者也。微汗亦被陽明辛甘之化。藉太陰爲過付。故麻桂雖立方異而將息同。二方可調用者。桂甘未嘗調也。主桂多於主麻者。太陽留未盡者本氣之寒。易盡者中氣之熱。以其假合少陰之熱成標陽。桂枝湯乃保護標陽之首領。故本方明是拯救足太陽於寒水之中。而有桂甘在。則有手太陽在。是猶以太陽救太陽。有大棗在。便有足太陽在。無殊以太陽續太陽。棗有飴質。投入水中。餉饋足太陽者。分甘之義也。然猶恐其爲水氣所持。法惟作甘瀾水煑茯苓以尾其後。苓固主悸。且殺水勢以東流。妙在取二斗水。合置寒氣於大盆。以杓揚之以分其涇渭。僅取一斗水之陽。留存一斗水之陰。形容之曰。水上有珠子五六千顆相逐。相逐者膀胱之壬水也。不相逐者腎泉之癸水也。存水精於坎。化水花於瀾。自爾洋洋灑灑。珠顆恰與津液相涵濡。則州都之地盡氤氳矣。何奔豚之於有。打消奔豚猶其後。更新寒水。洗新太陽。爲誤汗者補過。非聖神工化之極。有此製作乎。

發汗後。腹脹滿者。厚樸生薑半夏甘草人參湯主之。

發汗不如法。惱煞麻桂矣。麻藉天氣之降力發汗。從足發到手。則取汗於營。其發也。發之自能收。桂藉地氣之升力解汗。從手解到足。則取汗於衛。其解也。鬆之而後解。若宜輕力降麻黃。麻黃汗解亦如桂。若宜重力升桂枝。桂枝發汗亦如麻。要皆仲聖神於命麻桂。麻桂遂靈於應命也。苟舍麻桂而不用。舉凡市上竄散品。類皆竭地澤以落四旁。不患無雨出地氣也。特發之驟者收亦驟。兩汗後大塊一息其吹噓。則闔力尤大於開力。其收束裏氣之時。卽收回表氣之候。勢必將邪氣正氣。一齊卷之入腹。况汗出則邪入。拒之適以納之乎。宜其腹不滿亦滿。餘邪滿之也。腹不脹亦脹。太陽脹之也。邪衰胡以滿。氣不足則邪氣合爲滿。愈滿愈見太陰不能布氣於腹也。正衰胡以脹。形有餘則正氣鼓爲脹。愈脹愈見太陽不能受氣於腹也。太陰不得有其腹。無開太陰之餘地。太陽不克出其腹。無開太陽之餘力。以其滿深於脹。餘邪一面封閉太陰。一面牽掣太陽故也。地氣不上。則天氣必不下。惟有降手太陰以升足太陰。庶幾轉移其脹滿也。桂枝不中與。與麻可乎。麻黄走一身之表。不及大腹之裏也。汗後更無補行麻黄之餘地。還有降力過於麻黄乎。厚樸生薑甘草半夏人參湯主之。何其精且密乎。方旨詳註於後。

厚樸生薑甘草半夏人參湯方

厚樸（半觔，炙，去皮）　生薑（半觔，切）　半夏（半升，洗）　人參（一兩）

甘草（二兩，炙）

右五味。以水一斗。煑取三升。去滓。温服一升。日三服。

本方與麻杏甘石湯同一奥妙。彼湯降清肅之天氣落西北。而及於東南。本湯降辛温之天氣落東南。而及於西北。清肅則落皮裏之第一層。令太陽從第二層由後膈出。辛温則落腹裏之第二層。令太陽從第一層由前膈出。彼湯非爲地氣不升而設。故略借升藥以行其降。本湯正爲地氣不升而設。故重行降藥以速其升也。獨是君厚樸可也。佐薑何取耶。既去皮炙厚樸矣。即大小承氣之製法。欲降力不走皮外走腹内耳。豈非與生薑之升散略左耶。是又特令厚樸落中央之旁。合薑力以化除其滿。無薑則樸犯中矣。然則以夏消脹耶。半夏主胸脹耳。非主腹脹也。況有餘之脹。乃形氣相薄使之然。滿上加脹者。非形容太陽之不得大解脫乎。方旨正妙在除滿不除脹也。論内凡有夏之方。大都取其以下氣見長。下力寧爲過量者。似亦起陰氣之一法。吾謂半觔厚樸。降天氣爲已足。半夏則有半降半升之意義者存。故主治則半夏列在甘草之前。立方則半夏列在甘草之後。舉半夏先甘草者。天氣接地氣之義。舉甘草先半夏者。地已升上。天已降下之義也。以受氣於天之半夏。交換受氣於地之甘草。足太陰有不大開乎。增參一味又何若。腹脹當藉參爲轉移。提挈太陽以上膈。參者地下之人也。惟氣生形。惟形歸氣。得氣於天者還氣於天。營衛陰陽之行胥賴之。夙爲長沙所器重者參也。地未升則殿五味之末。地已升又不囿於五味之中。而力餘於諸藥之外也。配三才以立方。人參又其首焉者也。

傷寒。若吐。若下後。心下逆滿。氣上衝胸。起則頭眩。脈沉緊。發汗則動經。身爲振振搖者。茯苓桂枝白朮甘草湯主之。

上條患脹滿。本條患逆滿。脹字逆字寫太陽。兩滿字寫太陽背後之邪也。脹滿可想見足太陰之不開。不言氣上衝者。有氣下無氣上也。逆滿可想見手太陰之不開。不曰氣不上衝者。有氣上無氣下也。書傷寒。法當汗。若不汗而吐。吐逆天氣之降。既吐又下。下逆地氣之升。逆吐逆下無非逆太陽。書心下逆滿。太陽逆入欲逆出。與心下鞕滿之痞證異而同。其逆而非鞕者。以地氣猶有上衝之反動力。不啻代太陽吐其怫鬱之氣。無如滿狀持其後。轉令太陽對天威而不畏。欲陵空而上。若甘於取戾者然。太陽本非逆。而有犯逆之嫌者。地氣逆之也。曰氣上衝胸。胡不徹開心下乎。陽氣者閉塞。地氣者冒明。則太陽谷矣。長沙本惻隱之心。印入其心下以求之。始遇太陽於末路。伊亦可原矣。又法當冒。不苦冒而苦眩者。無微飲在未可知。臥不眩而起眩者。豎其頭而陽不支。無太陽以為之宰。則起已難。況復衞氣引起地氣之濁者以掉眩其頭乎。頭者精明之府也。府精失其神明。太陽還有覆幬哉。書脈沈緊。太陽沈在裏。緊脈亦入裏。有沈緊脉應有逆滿證○○若認爲脉雖沈緊不得爲少陰○○補行發汗以起陽微○○意以爲頭汗可立待也○○豈知手太陰不降則天不雨○○營衛雖行如未行○○非動太陽之經○○未易得太陽之汗也○○一發泄太陽之汗○○並推倒太陽之身也○○緣太陽脫離其本經而沈於心下○○不得有其經○○遑得有其身乎○○彌縫經中之陽○○主持一身之氣者○○賴有魄汗在耳○○曰發汗則動經○○徒留此中空之經血○○能支一身乎○○曰身爲振振搖○○飄搖太陽之部署○○又何地撑枝棲乎○○茯苓桂枝白朮甘草湯主之○○非徒如上條升降太陰已也○○令太陰太陽升則齊升○○降則齊降○○內外上下無所遺○○括麻黃桂枝之妙蘊以立方也○○方旨詳註於後○○

茯苓桂枝白朮甘草湯方

茯苓四兩　桂枝三兩去皮　白朮二兩　甘草二兩炙

右四味。以水六升。煑取三升。分温三服。

苓降天氣。朮升地氣。桂枝去桂加茯苓白朮湯已露眞詮矣。彼湯桂枝五味去其一。側重在援足太陽。本湯麻黄四味去其二。側重在援手太陽。麻桂二方無苓朮者。以手足太陰無恙在。麻黄正藉天氣之降。降足太陽。發汗而陽不見浮者。以其旋發而旋收。未嘗提升太陽之陽。但令手與足不相失。麻黄之能事已畢。地氣升不患手太陽不升也。桂枝又藉地氣之升。升手太陽。汗解而陰不加弱者。以其旋繫而旋解。未嘗降低太陽之陰。但令足與手不相失。桂枝之能事亦畢。天氣降不患足太陽不降也。天氣乃足太陽之互根。地氣乃手太陽之互根。陰升而陽降者太陰也。陽升而陰降者太陽也。行麻黃不必以桂枝尾其後。地氣開卽無藥之桂枝。行桂枝不必以麻黃尾其後。天氣開卽無藥之麻黃。惟天氣不降可以窮麻黃。地氣不升可以窮桂枝。則有上下與天地同流之苓朮在。以黙運其升降。加之則二味三兩無差等。欲地道卑而配天。主之則四兩二兩有分寸。欲天道遠而覆地。不曰桂枝甘草加苓朮湯者。蓋納辛甘化陽之藥物於天地之中。遂從天地之交產出太陽。苓朮一變爲桂甘。仍作桂枝甘草湯看可也。。四味藥爲太陽太陰造化主。。亦卽麻桂二方之造化主也。。諸證不須治。。治一逆字足矣。。金匱四飲以此方爲稱首。。對於微飲曰當從小便去。。本證則去邪在言外。。而短氣與氣上衝胸無甚異。。且心下有痰飲曰目眩。。與起則頭眩無甚異。。膈上痰滿曰其人振振身瞤劇。。與身爲振振搖無甚異。。可知舉一證則證證可以例其餘。。要皆洩太陰太陽之秘以立方則一也。。本湯尤總洩麻桂之秘者也。。

讀過傷寒論卷三太陽篇豁解終

張仲景傷寒論原文

讀過傷寒論卷四

新會陳伯壇英畦著
男萬駒
受業鄧義琴
林清珊全校

太陽篇豁解

發汗。。病不解。。反惡寒者。。虛故也。。芍藥甘草附子湯主之。。

書發汗。。必因得惡寒之表證。。始行汗劑也。。胡發汗尚惡寒耶。。得毋病不解。。卽指表邪尚在。。故惡寒耶。。則書仍惡寒可矣。。胡曰反惡寒耶。。似指發汗以前不惡寒。。發汗之後反惡寒也。。如不惡寒而誤汗。。其弊又不止惡寒矣。。又似指不是惡寒之病。。反見惡寒之證也。。然條下舍惡寒二字。。安能尋出別病乎。。惡寒句是明言病不解之詞。。虛故句是申言反惡寒之詞。。而下文亦有曰惡寒者虛故也。。未有曰反惡寒也。。可疑處全在個反字。。豈非耐人十日思哉。。無反病安得有反證。。如謂足太陽不惡寒。。手太陽反惡寒。。毋寧曰反惡風。。猶近似也。。亦既病不解矣。。則無論惡風惡寒。。皆出自太陽用情之正。。何得爲反耶。。蓋必太陽反不惡寒。。有越俎以代太陽惡寒者。。非太陽而有太陽之知覺。。是之謂不應惡寒反惡寒。。吾又不求其故於太陽。。轉求其故於太陰矣。。手太陰肺者天氣也。。不能彌縫皮毛之闕耶。。衛外非陽不固。。陽不密直虛有其表耳。。豈太虛之氣能密乎哉。。申言之曰虛故也。。形虛氣亦虛。。虛邪客虛形。。勢必乘虛氣。。一面虛則面面俱虛。。皆由汗藥散亂其天氣。。如天花之落藩籬。。反令太陽無卻邪之餘地。。在太陽則病已解。。一身之表病不解也。。太陽反無寒之可惡。。手太陰反有寒之可惡也。。然則太陽不虛耶。。太陽退藏在陽道。。非與虛邪相接觸。。則不覺其虛。。陽氣賴以實者。。以陽道本實故。。天氣留守在氣門。。與虛邪相接觸。。則愈覺其虛。。氣門無從實者。。以天氣本虛故也。。天氣開而太陽反不開。。則不當反其道以開放太陽。。當反其道以收回手太陰。。令天氣應降而反升。。地氣應升而反降。。而後可以轉移太陰太陽也。。芍藥甘草附子湯主之。。又恰與上兩條湯方適相反矣。。方旨詳註於後。。

芍藥甘草附子湯方

芍藥三兩　甘草三兩炙　附子一枚炮去皮破八片

右三味。以水五升。煮取一升五合。去滓。分温服。

本湯非仿桂枝加附子湯去三味耶。彼主惡風。此主惡寒。似也。何以不君附子。而讓功於芍甘。卻能治反惡寒耶。豈知長沙通天手眼。不治太陽不惡寒。反治太陰反惡寒。芍藥反地氣之升而爲降。附子反天氣之降而爲升。甘草居中以留地氣之反降。接天氣之反升。而後手太陰不患過於升。足太陰不患過於降。旋轉一番。自爾地復升而天復降。是又反不治手太陰之不勝寒。第復還其天氣之不惡寒。且不治手太陰之反虛。。第復還其天氣之本虛。。既非正對虛字寒字。。一枚炮附爲已足。。特未審受制於芍否耳。。吾謂以芍配附。。卽以陰偶陽。。其反對附子回天之力者。。正反動其回天之力。。附子以天雄稱。。卽乾陽之繼體也。。能升亦能降。。惟與芍藥之降若離合。。故反以升力見長。。證反斯主治無所不用其反。。翻上兩條之案以立證。。故反上兩條之湯以立方。。厚樸生薑甘草半夏人參湯。。降天氣以升地氣者也。。芍藥與之反。。茯苓桂枝白朮甘草湯。。升地氣以降天氣者也。。附子與之反。。畢竟非反也。。太陽一旦陽升而陰降。。太陰自能陰升而陽降。。其反藉太陽之升降爲升降者。。以甘草潛移之力猶存在故也。。

發汗。。若下之。。病仍不解。。煩躁者。。茯苓四逆湯主之。。
上言可發汗宜麻黃。。即不宜麻亦宜桂。。醫者豈未之前聞乎。。猥以不麻不桂之藥行汗劑。。病不解也必矣。。若疑邪祟不畏汗而畏下。。下之病仍不解。。亦第諉爲病勢之頑固斯已耳。。遑有眼光顧及太陽哉。。對於太陰更置諸腦後矣。。孰意顛倒太陽太陰於亂升亂降之中。。汗下者猶茫然未之見也。。書煩躁者。。一人儼具四人之狀態。。不獨手足太陽現煩躁。。手足太陰亦煩躁。。以汗藥散亂天氣之雨。。下藥散亂地氣之雲。。汗未畢而足太陽與手太陰已并於上。。下未畢而手太陽與足太陰已并於下。。手足更易其升降。。太陽易爲陰升而陽降。。太陰易爲陽升而陰降。。是猶太陽易太陰。。太陰易太陽。。太陰太陽以逆從。。又謂之更逆更從。。手足更從者四。。手足更逆者亦四。。此豎體之四逆。。與論內諸四逆證有異同。。四逆類皆表裏逆。。陽道無陰。。陰道無陽。。四旁不會歸於中土。。逆狀之橫者也。。逆者順之。。一面順則面面俱順者四逆湯也。。乃雙方更爲逆。。必互易之而後順者。。不順固逆。。不逆亦逆。。順逆無對待。。安得有往來。。法當加一順一逆之藥於四逆湯中。。行四逆者半。。不盡行四逆者亦半。。以湯易湯。。其斯爲無形之四逆立方也。。

茯苓四逆湯主之句。。詳註於後。。

茯苓四逆湯方

茯苓六兩　人參一兩　附子一枚生用去皮破八片　甘草二兩炙
乾薑一兩半

右五味。以水五升。煑取三升。去滓。温服七合。日三服。

本方對於解病若等閒。。令病仍不解句無著落。。若謂煩躁解則病自解。。胡不刪去病仍不解四字耶。。正惟太陽不病於病。。而病於藥。。遺其病者藥。。增其證者亦藥。。則於邪無尤。。以明本方非爲解病而設。。乃從無形之病證上著眼孔也。。與上條病不解句同一書法。。芍藥甘草附子湯已不可思議。。況煩躁二字篇內不勝書。。豈舉凡煩躁概作四逆看乎。。論內所有行四逆湯無煩躁字樣。。

獨上文主重發汗復加燒鍼。或煩躁證仍在者蔚有之。本湯則對於煩躁之外無餘證。顯非四逆證中之煩躁。乃煩躁證中之四逆。四逆湯主表裏内外無離合。定諸方中。則四面不相失。本方先從上以降下。令手太陰與足太陽若離合。君茯苓以救誤汗之逆。復從下以升上。令足太陰與手太陽若離合。佐人參以救誤下之逆。承上茯苓桂枝白朮甘草湯提取一味苓。厚樸生薑甘草半夏人參湯提取一味參。遂變通芍藥甘草附子湯爲四逆。假令有芍無薑則𢈔置其太陽。太陰縱不煩躁。太陽仍煩躁也。手太陰互根足太陽。足太陰互根手太陽者也。不互爲其升降。安得不煩躁乎。附子生用又何取。不炮附者欲其與薑並行耳。四逆湯大都重在急進。卽炮用亦面面俱到也。苓桂朮甘證非有逆字耶。彼證太陰太陽不開之逆。其逆顯。本證太陰太陽不升不降之逆。其逆微。彼湯逆以順取。本湯逆以逆取也。

發汗後。惡寒者。虛故也。不惡寒。但熱者。實也。當和胃氣。與調胃承氣湯。

發汗不善師麻桂。勢必逼取太陽之自汗。非洞穿手太陽。則洞穿足太陽。令足太陽欲降不降。手太陽欲升不升而後已。往往汗後惡寒者意中事。勿謂汗藥未如量。徒以病不解三字辭其咎也。蓋初得發於陰之傷寒

○○其必惡寒而汗不見者○○汗以保障足太陽之血液○○非所以卻邪○○無如疏散藥祇有發力無收力○○轉令從頭走足之氣化○○與汗孔無異○○此豈表未解之惡寒哉○○汗後不獨虛有其表○○並頭項以下○○亦虛有其太陽○○則陽道虛其半故也○○足太陽既陰不成陰○○手太陽將遲遲而未升者亦意中事○○乃曰不惡寒○○忽然失卻惡寒之知覺○○非足太陽不惡寒也○○地氣升則虛氣落○○手太陽亦帶熱而上親○○初時所謂或已發熱或未發熱者○○至是無發熱之足言○○但熱而已○○夫但熱又何惡寒之有○○度亦虛邪之遺熱未過去○○虛熱就衰者近是○○似可信其熱非實熱○○然後虛浮其熱也○○孰意熱者實之端倪乎○○以一發無

餘之汗藥。。寒去而熱有所存。。汗續至而浮陽之升力又未逮。。精氣壅而不走。。非卻邪則護邪。。所謂穀氣相薄。。兩熱相合。。合熱無有不實者。。實則斷太陽爲兩截。。陰經半截虛。。陽經半截實者非歟。。在陽明脈實者宜下之。。脈浮虛者宜發汗。。本證豈能汗下兼施乎。。素問有治遺之法在。。曰視其虛實。。調其逆從。。可使必已也。。脈以胃氣爲本。。舍胃氣以何物調之乎。。曰當和胃氣。。和亦調耶。。太陽無行小承氣之例。。與調胃承氣湯。。便收效於和矣。。上文胃氣不和譫語者。。非少與調胃承氣湯乎。。吾謂本證又當且和且調也。。承氣入腹。。則胃氣先行。。藥氣後行。。胃氣用以和虛實。。藥氣用以調逆從

○○藥氣從胃氣○○令穀氣與太陽不相失○○是以從調從○○藥氣逆邪氣○○令穀氣與熱邪不相得○○是以逆調逆○○要其納藥氣於胃氣之中○○和氣載之而出○○與湯一如未與湯○○故不曰主之也○○喻氏但字下加惡字○○黃氏但字改反惡字尤謬○○

太陽病○○發汗後○○大汗出○○胃中乾○○煩躁○○不得眠○○欲得飲水者○○少少與飲之○○令胃氣和則愈○○若脈浮○○小便不利○○微熱○○消渴者○○與五苓散主之○○

豎太陽病○○惜汗藥推倒太陽也○○以精氣游溢未畢○○發汗後穀氣幾爲汗藥所奪盡○○於是奪穀兼奪水而大汗出○○所出純是水津○○則大汗秖能浮泛足太陽○○勢必淹沒

手太陽。。緣足太陽化成於水。。手太陽非化成於水故也。。徵明其胃中水竭曰胃中乾。。徵明其手足太陽之倒置。。兩不相遇曰煩躁。。兩不相通曰不得眠。。經謂陰陽已通。。其卧立至。。煑藥取千里外之長流水以溝通之。。水亦克收催眠之效也。。如其欲得飲水者。。欲得寒水乎。。抑欲得煖水乎。。不得寒水以浮之者。。欲得煖水以浮之。。太陽亦智矣哉。。曰少少與飲之。。非限制其水也。。飲入有五層波折。。非少少與無從將息之也。。蓋入胃則胃令得以行。。令水氣穀氣合化爲精氣。。游溢而上輸者一。。輸於脾則脾令得以行。。令精氣一散爲津液。。穀有穀津液。。水有水津液。。舉而上歸者二。。歸於肺則肺令得以行。。令營衛與穀精爲一路。。營衛遂富於津液。。水道與水精爲一路。。水道亦富於津液。。津液通調者三。。調水道則決瀆之令得以行。。令精之水化小便而出。。與津液相盈虛。。水之精守津液以存。。與氣化相終始。。因而下輸者四。。輸膀胱則州都之令得以行。。令水精存於水。。水府即津液之府。。水精布爲水。。水原即氣化之原。。夫而後水入於經。。出太陽於水者五。。此豈杯水能有一候之靈哉。。凡胃氣所到之處。。皆水精所入之處。。大有中五之範圍者在。。歸美於胃氣之和則愈矣。。若旋飲而脈旋浮。。仍是陰浮陽不浮。。觀小便不利。。顯見陽未升則陰未降矣。。假令陽浮則熱自發。。乃陽氣微於下。。則熱雖甚而熱亦微。。曰微熱不曰熱微者。。熱邪掩入微陽之中也。。其熱非膀胱之寒水所能禦。。斯微陽若有意以渴字寫熱邪也。。此爲救渴惟恐不贍。。烏容已於呼癸之切乎。。無如隨渴隨消。。飲水一如未飲水。。縱水多不能以五美見長。水不成精。。又何裨於渴乎。。法惟以五苓五司其令。。則散水爲精矣。。與五苓散主之句。。詳註方後。。

五苓散方

猪苓十八銖去皮　澤瀉一兩六銖　茯苓十八銖　桂枝半兩去皮

白朮十八銖

右五味爲末。以白飲和服方寸七。日三服。多飲煖水。汗出愈。

桂枝似非消渴所宜也。。下文小柴胡方下明曰若不渴外有微熱者去參加桂。。況消渴乎。。凡五苓證不離渴。。下文發熱又曰有表裏證。。非止身外微熱可知。。況本證顯非身外微熱乎。。陽明豬苓證有脈浮小便不利字樣。。不過發熱渴欲飲水二句有異同耳。。金匱曰渴者與豬苓湯。。餘皆倣此。。胡寧割愛豬苓。。不肯割愛桂枝耶。。方內非多用桂枝也。。以少數桂枝末入五味藥內。。和白飲以餌邪。。邪能消水。。不能消散也。。且尾以煖水之多。。與辛溫之桂尤相得。。寒水不克勝熱邪者。。從治煖水以戰勝之。。則敗熱邪於白飲之中者。。以有桂在。。出太陽於煖水之中者。。亦有桂在也。。蓋緣熱邪不欲得水。。則極力反抗其水。。陽氣欲得水。。又不能仰給於水。。故愈飲水愈消水。。水不歸下而歸上。。渴不在上而在下。。宜其陰浮陽不浮。。有消水之熱揚之而益浮。。陽渴陰不渴。。有消水之熱截之而更渴。。無非熱邪畏穀不畏水。。水不精則邪不卻。。陽氣喜溫不喜寒。。水不煖則陽不升。。本方寓散於水。。便散水爲精。。仍不離乎與水法也。。何以能令行於水耶。。苓者令也。。以五苓命方。。不啻五布其令也。。豬澤先聽命於胃。。澤瀉游溢水面之精。。豬苓游溢水底之精。。轉而聽命於脾。。脾布令於朮。。散穀精水精爲兩道而歸諸肺。。肺布令於苓。。苓通水道而調水道之精。。斯循道者水。。而歸化者精。。則以膀胱爲會合。。而桂枝主其令。。令水府則合水。。毛脈則合精。。太陽遂帶水精之氤氳而出。。故曰汗出愈。。雖然。。太陽得以被其澤者。。陽明之賜也。。藥力起於胃而及於膀胱。。苓而曰五。。亦溯源中五之義也。。陽明篇另有渴者在。。報之以五苓也亦宜。。

發汗已。。脈浮數。。煩渴者。。五苓散主之。。

書發汗已。。明明無大汗出矣。。無如大汗有蓄勢。。汗藥同是奪穀兼奪水。。不過水津已而未出耳。。上條大汗縱不復出。。已推倒太陽之陽。。形容其陽不浮而陰浮。。則渴在下。。本條大汗縱未遽出。。已淹沒太陽之陰。。形容其陰不浮而陽浮。則渴在上也。陽浮水面。則熱浮水面。即不發熱。而熱亦非微。第覺水與熱搏。水不勝熱則脈數。熱又與陽并。陽不協熱則浮數。畢竟熱邪橫斷手太陽。水津橫斷足太陽。足太陽尚賴有膀胱在。獨惜手太陽去膀胱如秦越。於是乎煩。膀胱尚賴有津液在。獨惜手太陽望津液若雲霓。於是乎渴。不曰大煩渴不解者。白虎加人參湯不中與。即欲少少與飲之。飲入亦不奉陽明之令而行。緣汗藥攘奪胃中之水穀。而後走皮外者汗。停皮內者水。非必有流漓之大汗也。特如水之勢。幾相迫而來。太陽遑有引水之餘地哉。不爲消渴爲煩渴者。煩不在無水以解渴。渴在有水不解煩。。不消渴之消渴也。。大抵不精之水。。斷難繞折入膀胱。。以更新其津液。。又焉能秉氣化而出。。以洗新太陽乎。。得水既不足爲五苓之代價。。能勿以五苓散散入白飲中。。以煖水尾其後。。爲白飲煖水贖回其價值乎。。五苓散主之。。白飲散其精。。煖水布其陽。。五味藥似讓功於水。。吾謂飲入自從令如流。。服五苓當與食五穀同論也。。方下汗出愈三字。。可以味其德矣。。

傷寒。。汗出而渴者。。五苓散主之。。不渴者。。茯苓甘草湯主之。。

書傷寒。。傷寒證無一具。。寒邪必有遁形。。況非發汗而汗出。。固非脈浮自汗出之傷寒。。尤非陰弱汗自出之中風。。顯見汗出卽邪入之對觀。。恐水穀之海。。不堪邪擾矣。。假令汗自出不惡寒。。否或自汗出而惡熱。。則邪屬陽明。。特汗出無自字。。不獨陽明不受邪。。卽謂病機還出太陽。。究無實際。。矧汗出而渴。。爲太陽初得病時未之見乎。。下文服柴胡湯已。。曰渴者屬陽明。。太陽病可作陽明觀耳。。陽明亦非凡病皆渴也。。汗出多而渴者。。曰不可與豬苓湯。。詞旨可與上文一例看。。度亦少少與飲之。。令胃氣和則愈焉已。。且本證少一多字。。未說到胃中燥三字。。焉能認爲純是陽明病之渴。。不涉太陽乎。。不寫太陽陽明病於病。。兩陽均不受邪也。。但寫太陽陽明病在水。。陽明患水少。。太陽患水多也。。此殆汗未至而邪先入。。制止胃中之穀。。而不制止胃中之水。。故但出水津之汗。。不出穀氣之汗。。假令穀氣護邪。。邪祟又爲胃家之賊。。因轉屬陽明者有之。。畀在穀與邪敵。。而相持不下。。渴欲乞援於水者。。胃脘之陽也。。雖然。。飲入之水甫下膈。。能爲水陣之戰哉。。五苓散主之。。散白飲而成兵。。傾煖水爲後勁。。先盪平其中土。。而次及於太陽。。詰朝收效未遲也。。書不渴者。。告肅清矣乎。。未也。。闕汗出二字。。五苓未竟全功。。法當環顧太陽之汗孔。。如其續得微似有汗出。。則前此之水津已過去。。若五苓之汗無信息。。不特太陽尚未脫離水氣。。餘邪必復退出太陽。。與皮內之水相容與。。是藥末不過爲叢敺爵。。一任餘邪如擇木之烏斯已耳。。茯苓甘草湯主之。。看似爲五苓無效而設。。又似爲五苓有效而設。。二方再接再厲處。。如天衣之無縫。。以其不渴句上無若字作轉語故也。。方旨詳註於後。。

茯苓甘草湯方

茯苓二兩 桂枝二兩去皮 生薑三兩切 甘草二兩炙

右四味。以水四升。煑取二升。去滓。分溫三服。

本方在厥陰則先治其水。。卻治其厥。。在本證則後治其水。。復取其汗。。非爲渴而不渴立方。。不渴不容再渴也。。爲汗而不汗立方。。不汗正宜再汗也。。假令未與五苓而汗出不渴。。是無五苓證之渴。。則主本方。。不必主五苓。本方克勝其任也。假令既與五苓而汗出不渴。是得五苓之汗。則主五苓。不必主本方。五苓已竟其功也。無如汗出而渴狀一齊來。則本方不適用。特以五苓爲之前。迨不渴而汗信又過去。則五苓不適用。特以本方爲之後。五苓由本方翻出。本方由五苓翻出。二方互用相循環。宜乎不渴句上無一若字作轉語也。何以必去水而後得汗耶。已出之汗。生於水耳。非生於穀也。水津出皮外。必水氣在皮裏。邪入因水縱之入。邪出而水不偕之出。是水氣不特無力以卻邪。轉令卻邪之汗不能繼。餘邪遂藉水氣爲護符。皆由五苓方內無薑草。未克中邊俱到耳。一易爲茯苓甘草湯。

本辛甘化陽之義。合桂薑以發其腠理。苓甘自載中央之水而去。餘邪遑有立足之地乎。五苓以水逐邪。邪能入尚能出。本方逐邪於水。邪既出不復入。同是卻邪。一法翻爲兩法。兩方當合爲一方也。兩方與上茯苓桂枝甘草大棗湯異曲而同工。一則煖水佐白飲。服法異。一則流水作甘瀾。煮法異。藥味之同不同無論矣。與本方又出入祇薑棗二味。彼因膀胱之水干及少陰。其水動。故靜之以大棗。此因胃家之水漬出太陽。其水靜。又動之以生薑。要皆拯太陽於水中則一也。

中風。發熱。六七日。不解而煩。有表裏證。渴欲飲水

○○水入則吐者○○名曰水逆○○五苓散主之○○

書中風○○外證也○○陽浮故發熱○○胡汗出不書耶○○必魄汗及於陰而止○○今陽不得有汗○○而陰反截留其汗○○熱邪殆巧於避汗矣○○汗未出而邪先入矣○○何以發熱如故耶○○六七日其熱已更○○始則發生并於手太陽之熱○○脈或浮○○繼則發起并於陰經之邪○○易爲并於陽經之熱○○則脈不浮○○顯見手太陽之熱邪不在手○○足太陽之熱邪不在足○○其經盡而不解也必矣○○書不解而煩○○煩在手太陽之熱○○不能解於手○○足太陽之熱○○不能解於足也○○安用此不用命之穀氣乎○○書有表裏證○○無外證在言外○○宜乎魄汗不能兼顧矣○○蓋手太陽之外證入在裏○○

足太陽之外證變爲表。。裏也而有表證爲之應。。度非陽明之闔力能拒之以出外。。表也而有裏證爲之緣。。度非太陽之開力能撥之以向外也。。無表裏病而有表裏證。。豈非與表裏俱熱之白虎加人參湯證相髣髴哉。。獨是其表不解者不可與白虎。。有表證與無表證若逕庭也。。何以有裏復有表耶。。表證則逆穀。。裏證則逆水。。汗欲出而外邪又向入。。轉牽掣太陽之開。。所以有表證而不解者一。。水雖入而外邪不肯出。。轉梗阻陽明之闔。。所以有裏證而不解者二。。胡逆水又渴欲飲水耶。。非陽明欲飲水也。。乃太陽欲飲水以助穀。。思合水穀之精。。徹表繼而徹裏。。一若非欲得水以解渴。。直欲得汗以解煩。。

故特借渴飲而寫其意於水也。。奈何水入則吐。。胡尚逆水耶。。名曰水逆。。水不得入於陽明。。其水自逆而出。。縱欲留之而不住也。。水何以逆。。陽明不闔則水不收。。以有太陽之外證在。。强開陽明作太陽。。殆不逆水之逆水。。水與開力不相投故也。。夫無孔不入者水。。陽明且不克入。。遑能出太陽哉。。從可知白虎加人參湯證曰渴欲飲水無表證者。。水不逆則水精必布於太陽。。太陽開便是其表解。。表之解不解繫乎水。。白虎證當以通調水道爲前提。。可反觀本證爲張本也。。假令食入又何若。。言欲飲當然非欲食。。即食入亦難容。。不觀兩陽合病之但嘔乎。。未有陽明反闔爲開。。而水穀不逆之理也。。治穀猶其後。。治水則莫妙於散水。。五苓散主之。。水能入自能出。。煖水白飲仍與有其功也。。何不尾以茯苓甘草湯耶。。上條邪入一證。。邪出又一證。。本條則一證翻爲兩。。不過無中生有之表裏證耳。。五苓可以一矢貫之也

。。喻氏加多服煖水愈五字無消說

未持脈時。。病人叉手自冒心。。師因敎試令欬。。而不欬者。。此必兩耳聾無聞也。。所以然者。。以重發汗。。虛故如此

。。

書未持脈時。。未持手太陽之脈。。已見手太陽之證。。以其標陽不足觀。。太陽一易爲病人。。病人與其人之比較。。夫非同是叉手自冒心哉。。其人其陽在心下欲得按。。

儼欲假手手少陰以援太陽。本證手太陽之脈則合在心。冒心即冒太陽。標陽剝而未復。覺冒之尤勝於按之也。獨兩耳無聞。仲師已一眼看破矣。何待教試令欬耶。豈聾不欬。欬不聾耶。欬非欬嗽之謂。乃謦欬之謂。言笑自如。而聲且大也。曲禮車上不廣欬。訓聲大爲欬。在聾人聾於耳而不聾於心。愈無聞而聲愈欬。用心聞。故用心欬也。在病人聾於心甚於聾於耳。愈無聞而聲愈不欬。無心欬。寔無心聞也。夫聲入則心通。心之聲發爲言。以聲應聲則如彼。不欬則心不通聲卻如此。此人必不解其病之所以然。仲師教之令其寫出叉手冒心之所以然。未持其脈。先持其心。師寔借病人代寫其不必持脈。而別有會心之所以然。曰以重發汗。汗傷心液乎哉。何至於聾耶。腎開竅於耳。聲又根於腎。腎亦波及耶。更莫明其所以然。曰虛故如此。既虛矣。語氣何漠然耶。毋亦今日如此。異日不如此耶。固也。正惟手太陽虛而無薄。薄於心宮始如此。心陽不忍漠視太陽之虛。寧割愛其本氣之熱。補助太陽之熱。則心與小腸關休戚也當如此。因而手少陰與手太陽相授受也故如此。不如此不能先得仲師愛惜太陽之心。病人誠可教矣哉。雖然。與其聾也。毋寧虛。虛可憫。聾獨可恕耶。是又有陰極成陽之所以然。陰莫陰於聾無聞。太陽庶從陰中更化而出。

設也坎陽一動。。則君相二火同起於坎中。。萬幾待理之時。。卽萬籟俱應之候。。傳其聲者少陽。。坐而聽者君主也。。少陽司兩耳。。用以達四聰。。非徒以太陽之疾苦上聞也。。若聾而至於無聞。。不同少陽中風無所聞。。彼證苦無樂聞之所。。本證卽有所聞亦不聞。。殆靜存之狀態。。君相二火齊歸宿於腎。。默化而極於無聲無臭之微。。太陽受新恩爲何若。。末句如此二字。。詞若憾而心寔喜也。。蓋所以任物者謂之心。。一物不任者亦心。。眞心不在心而在腎。。則心與耳悉成爲虛器。。病人遂畢露其虛形。。就令心下無所思。。乂手冒之不爲褻。。故本證之虛當別論。。爲別開生面之寫虛法。。敎病人。。寔敎萬世也。。

發汗後。。飲水多。。必喘。。以水灌之。。亦喘。。

上條更化手太陽。。熱不足則取給於心。。本條更化足太陽。。寒不足則取償於腎。。一則借鏡在聾。。一則借鏡在喘。。聾雖說明其所以然。。其故尙在言外也。。喘獨不說明其所以然。。其故又在不言中也。。吾爲之解曰。。手足太陽當以心肺爲卵翼。。以汗藥剝奪其氣化。。太陽脫離腰以下不待言。。不至虛而無薄者。。手太陽則託庇於心。。毋庸託庇於肺也。。足太陽則託庇於肺。。無殊託庇於腎也。。腎上連肺。。足少陰脈從腎上貫肝膈入肺中。。一與足太陽遇。。便太少合爲一。。而寒氣化爲二。。遂以大陽之本氣還諸太陽。。太陽得復活在肺中者。。少陰再造之。。太陰玉成之也。。手太陰降而後足太陽降故也。。飲水則降矣。。飲入有上歸下輸之靈。。自聯太陽膀胱為一氣。。假令少少飲則太陽將從容以走足。。略被氤氳之澤而不知。。誠以氣化稱斯受用微。。取精不在乎多也。。若飲多則游溢未畢。。而壅遏過之。。不特水與水相逐。。直逐出太陽於身外。。手太陰挽無可挽。。必牽引肺氣而喘。。飲水不喘多飲喘。。水亦有值有不值者歟。。喘又牽引其皮毛。。一身卻非太陽之弱力所能周。。不知者方謂汗後必太陽半開半未開。。而以水灌之。。殆欲洋灑太陽也。。孰意太陽驚水如驚汗。。還而薄於手太陰。。轉令天氣反開而爲闔。。强開肺喉固喘。。强闔肺葉亦喘。。喘因太陽之離合爲轉移。。無非因水氣之散亂爲轉移。。得水且不能爲太陽善其後。。况誤治乎。。吾又爲之解曰。。喘非眞喘也。。設言其喘耳。。假令汗後致喘。。當如上文所云汗出而喘也。。飲水亦設言其多耳。。假令欲得飲水。。當如上文所云大汗出。。胃中乾也。。非欲飲何至多飲耶。。灌之更設言其喘。。下文以冷水潠之灌之無喘字。。如欲防其喘也。。縱飲始難免於喘。。節飲又何有於喘耶。。飲既不喘。。寧獨灌之喘耶。。即喘亦非如未經發汗者之喘而汗出。。與夫無汗而喘也。。其在喘家。。及微喘。。及或喘。。皆非指發汗後而言。。則本證之喘。。祇從水字發生。。作可喘可不喘論可矣。。吾用是知太陽剝易而復難。。雖日用之常。。且生阻力。。上條推類而及於聾。。本條推類而及於喘。。就令指顧間或不聾亦不喘。。彼喜用市上取汗品者。。儘有思過之餘地也。。

發汗後。。水藥不得入口。。爲逆。。若更發汗。。必吐下不止。。

發汗後亦口先死耶。。論內誤汗不勝書。。未有云水藥不得入口也。。下之水漿不下者有之。。仍入口也。。若水與藥先與口顯相拒。。何止如上文水逆之入口則吐哉。。水不入口則絕矣。。奚啻逆乎。。藥不入口則無從更藥矣。。何處有更發汗乎。。乃僅以爲逆一語了之。。我不敢知曰水逆。水逆則極其量亦吐不止而已。我亦不敢知曰穀逆。穀逆極其量亦汗不止而已。既逆又何至下不止耶。一逆則格拒而入焉不得。胡不曰再逆則傾倒而出焉不止耶。汗後不言吐不言下並不言汗。更汗後忽言吐忽言下仍不言汗。汗藥並未一空其中之所有也。吐之下之始尸其咎耳。治不為逆。長沙見之謂為逆。一若不問所犯何逆。證證悉為發汗是問也者。夫誰肯以汗藥受吐下之謗乎。雖然。水藥並進。惟五苓散為然。非所論於其他也。曰不得入口。不曰不能入口。非不能入也。入口而失其効用。與不得入口等也。不待入腹而後失其効用。入口便不得五苓之用。是難五苓也五苓爲中五立功。非爲功於口也。脾開竅於口。胃脈還出挾口。爲逆云者。胃氣固逆。脾氣尤逆。逆而及於口。是倉廩之官。以出口爲盡頭。試問五苓散能從口中運輸水穀否乎。抑入口遂化水藥爲烏有乎。毋寧設言其與口不相入。留爲有用之爲得也。不必斤斤於得入不得入爲嘗試也。若更發汗。又非徒發動其土氣。更發盡其精氣。精氣無土氣以爲之守。必吐下不止。就令吐下止亦必俟諸地平之後。則太陽之虛懸無薄可想也。以汗藥橫肆於其間。中土且不治。何有於太陽乎。彼動用市上竄散品者。未知其何術以收殘局也。吾得而斷之曰。有腎在。地氣上者屬於腎。若以蟄封之靈。。卷回土氣而歸於腹地。。未始不可爲汗後贖其愆也。。然微陰樞之力以默爲轉移。。則升降息矣。。語語爲汗藥打破後壁。。卻袖手以坐觀其安危。。長沙豈故爲此偈句哉。。責之而不復糾之者。。以誤藥而倖有勿藥之理存。。故三條立證不立方。。令知非者悟。。而自是者迷。。是亦教人內省之意也。。

發汗吐下後。。虛煩不得眠。。若劇者。。必反覆顛倒。。心中懊憹。。梔子豉湯主之。。若少氣者。。梔子甘草豉湯主之。。若嘔者。。梔子生薑豉湯主之。。

汗吐下不如法。。又有後顧矣。。緣太陽經三番之剝而未復。。非煖水不能更新之。。卻非多飲之煖水能更新之。。

惟吐出坎中不煖之火。。含卻坎中最煖之水。。精而歸於化者。。乃能更新之也。。以其虛煩。。非謂煩爲假相。。實際上不煩也。。謂心不在而煩在。。虛留其煩於君主之位。。殆眞心遺落之煩。。煩無主體。。故曰虛煩。。不言虛熱者。。不特太陽無中氣之熱之足言。。連帶少陰亦無本氣之熱之足言。。以太少兩熱合爲一。。已沒收入煩緒之中。。是虛煩亦太少退化之熱之流露。。所謂畀熱而增煩。。煩中之熱不了了。。正氣之遺熱有幾何。。邪氣之遺熱有幾何。。覺實而言之則鑿也。。毋寧以虛煩二字括之。。要皆汗吐下之庸工。。助邪爲虐。。熱邪傷殘太陽之熱氣。。而夾及少陰。。熱傷氣故氣傷精。。心者火之精也。。與水之精互根於坎腎。。腎臟必脫離其煩。。心陽纔有歸宿之安也。。無如其爲實若虛之煩。。實而無定位。。則起卧直以煩狀爲環境。。詎必煩躁而後不得眠哉。。但煩亦欲眠而不得。。儼有一虛懸之障礙物。。籠罩其眠。。可見虛煩之勢力尤爲大。。大則爲虛故也。。若劇者。。煩虛劇更虛。。虛寫太少之陵亂。。而僅露其端倪。。時而太陽薄於少陰之心。。其反也必爲之仰。。時而少陰薄於太陽之背。。其覆也背爲之俯。。時而太陽之標易爲少陰之本。。其顛也首焉而足向。。時而少陰之本易作太陽之標。。其倒也足焉而首向。。此非煩極而劇。。亦非劇極而煩。。第以手足官骸如虛器。。必反覆顛倒而始適者。。蓋有不得隱曲者在。。曰心中懊憹。。懊憹有恨意。。恨未陰陽若離合。。正是太陽少陰之實情。。淺形之曰煩曰劇者。。形容猶未盡實也。。梔子豉湯主之。。發汗吐下後行梔子哉。。長沙立方無虛設。。良由其立證有眞詮。。曰若少氣者梔子甘草豉湯主之。。吐下傷中可知。。曰若嘔者梔子生薑豉湯主之。。吐下動膈又可知。。加味而不離梔豉。。舍五苓而進一法。。跟上煩字。。撤上渴字。。五苓取水之精。。解渴其餘事。。梔豉取精之水。。解煩尤餘事也。。方旨詳註於後。。

梔子豉湯方

梔子十四枚擘　香豉四合綿裹

右二味。以水四升。先煮梔子。得二升半。內豉。煮取一升半。去滓。分爲兩服。溫進一服。得吐者止後服。

梔子生薑豉湯方

卽前方加生薑五兩。煎法同。

梔子甘草豉湯方

卽梔子湯加甘草一兩。煎法同。

梔子形圓色赤象心。○○生於水中。○○腎中之心爲眞心也。○○其義卽陰中之陽爲眞陽。○○水中之火爲眞火。○○寒中之熱爲眞熱耳。○○獨是梔子以苦寒稱。○○其無辛溫氣味不待言○○然則水中之火亦寒耶。○○非也。○○火非不熱。○○熱在水。○○

水非不寒。寒在火。火之精有水在。離中所以虛。水之精有火在。坎中所以滿。假令離而不坎則火益熱。坎而不離則水益深。下文眞武湯證見熱不見寒者。水下而火上。非火水未濟之占乎。蓋精與精合斯兩而化。精與精搏斯一而神。神以靜而存者。氣以動而變。變則生生化化於無窮。寒熱二氣遂周流而不可勝用。誠以腎間之氣動。則膀胱之氣出。起化者少陰。開化者太陽也。於是三陰三陽更化之神機。皆資始於腎。陰陽不測之謂神者此也。孰意聖而不可知之仲景。更神妙無方乎。梔子出水便赤。陽也而帶陰。香豉入水便黑。陰也而帶陽。一則脘化其陽。所吸收者泉下之陰○○一則腐化於陰○○所吸收者日中之陽○○有火色火味無火氣者梔子也○○有水色水味無水氣者香豉也○○二物皆氣歸精者也○○尤妙在後納香豉則鹹味先行○○鹹能引腎○○取香豉以入化也○○先煑梔子則苦味後行○○苦能堅心○○取梔子以出神也○○其擘梔子爲二者○○擘梔子○○即擘太少也○○其合香豉爲四者○○合香豉○○即合太少也○○陽數七○○火數二○○分之則太少各得枚數之半○○倍七枚無殊二七枚○○則地生天成之數備○○腎臭腐○○豉臭香○○裹之則腎陰僅收鹹味者半○○隔香氣用以散邪氣○○則四合取二之旨明○○曰得吐止後服者○○非以香豉取吐也○○豉久腐益香○○寒暑不能侵○○風霜不能蝕○○瓜蒂散不過

借其醞釀之氣以卻邪耳。本證之吐是梔子之功竟。香豉無與也。緣少陰之樞不轉。多有欲吐不吐者。得吐正心陽勃發之機。故曰止後服。不吐則再服在言外。後服又吐與不吐無問題。吐出更新之陽固佳。即徐徐引出亦佳。不曰以得吐爲度可見也。若少氣者用甘草以培氣。嘔者用生薑以止嘔。寧加味以及其餘。梔豉則務盡其長而不易。何其視少陰尤切於太陽耶。三陽皆陰中之陽。秘陽根者腎。系陽神者心也。其得別爲三陽以主外者。無非推廣少陰之熱而化陽。陽退皆引爲心陽之累。煩字有雙關意也。彼陽明厥陰有梔豉。試思陽明少陽之退化何若乎。

發汗。若下之。而煩熱。胸中窒者。梔子豉湯主之。

太陽病有煩有熱無煩熱。煩熱互見。是半爲少陰之本熱。半爲太陽之標熱。而後疊煩疊熱如一層也。在陽明病人煩熱。則汗出不復煩。在太陽必愈得汗愈煩熱矣。況明明因發汗以牽合之乎。夫以徹表徹裏之汗藥。致兩傷之氣并爲一。初非煩熱而煩熱。就令不繼以誤下。手少陰已落太陽之邊際。日流散而難收。若下之則病形更叵測。下藥非復與少陰爲難也。一任其與太陽相依於身外。煩熱似尚可爲也。無如少陰之歸路。儼有障礙物爲前途。胸上胸下相去如斷岸。則晝矣。書胸中窒者。餘邪從心系。堵塞在當中。此外非無餘地也。。特胸中窒即心上窒。。少陰遑可以寸乎。。煩狀不內藏。。祇有散失少陰斯已耳。。下文柴胡證曷嘗非心煩胸亦煩。。彼胸滿連於脇。。非窒胸兼窒脇也。。結胸證曷嘗非熱入且熱實。。彼胸結通於膈。。非窒胸兼窒膈也。。既窒胡心中自若耶。。所外越者少陰之熱氣耳。。眞心未嘗越出軌外也。。水火之精無恙在。。腎得臥宜乎心得眠。。縱或煩熱不少減。。胸次已隔斷其音信。。則反覆顛倒懊憹諸狀態。。無從印入於腎治之中。。故雖與上節有異同。。梔豉證不必悉具也。。以太少之剝而極於盡頭。。毋寧割愛其煩熱。。而更新其標本。。梔子豉湯主之。。二物肯爲誤藥補過也。。胸中未復將奈何。。心陽發動。。邪崇自懔於霜威。何難打消其窒乎。且地氣上者屬於胷。未有上焦得通而淸道不開之理。矧胸際乃陰陽公共地乎。

傷寒。五六日。大下之後。身熱不去。心中結痛者。未欲解也。梔子豉湯主之。

傷寒五六日。愈矣。卽未愈亦病勢趨於陽。發於陰病已過去。作發於陽論可矣。初時或已未發熱及體痛。玆則陽浮熱必浮。當然熱不薄於身。熱浮痛必浮。當然痛不著於體。痛欲去。熱亦欲去也。汗出則去矣。奈何祇知有下而不知有汗乎。大下之後。病必不除也。與流漓之汗等。而爲害則過之。當以身熱不去四字爲罪案。。勿謂寒來則熱去也。。寒固不來。。熱尤不往。。乃熱已去而復回。。遂旣回而不去也。。緣足太陽欲解之熱邪。。本欲從手太陽去。。無如下藥截回其去路。。於是不去作手太陽之頭之熱。。還而爲足太陽之身之熱。。宜其一身翻作熱邪克復地。。則欲其去也。。必有卻邪之汗來。。彼或不鼠竄而不得。。無如大下後其穀已荒。。魄汗又何自而來乎。。况手太陽尚不知去向。。何怪熱邪之肆無忌憚乎。。書心中結痛者。。豈身有身之熱邪。。心有心之熱邪哉。。假令兩路是邪。。是表裏俱熱。。熱結心中矣。。若熱自熱而痛自痛。。顯見手太陽之遺熱。。卷入身之表。。故發熱無消息。。手太陽之餘痛。。卷入心之中。。故體痛無端倪。其熱不結而痛結者。足太陽非與手太陽分爲二。太陽不結則熱無從結。手太陽與手少陰合爲一。太少互結。其痛烏得不結乎。此等病形如卷軸。皆倒卷之下藥使之然。必非庸工所夢見。非可以繫鈴解鈴屬之也。五六日前當解而不行解法。後此縱欲以汗解之。精氣不足以供矣。未欲解也。矧篇內種種解熱解結解痛諸方。無一可以假借乎。計惟以不解解之。其結焉痛焉之熱氣則更新之。脅間大有水火之餘氣在也。然則太少之寒氣一仍其舊耶。非也。寒熱不過火水之氣一而二。水火之精則二而一。太少合水火爲寒熱。故從標亦從本。標本雖熱不盡熱。雖寒不盡寒也。。梔子豉湯主之。。二物非寒卻非熱。。第吐出水火之精。。熱固被其化。。寒亦被其化也。。

傷寒。。下後。。心煩。。腹滿。。臥起不安者。。梔子厚樸湯主之。。

傷寒開始便下耶。。下後不堪問矣。。書心煩。。煩狀為人方寸之地。。是愈縮愈窄之煩。。不同籠罩其心之虛煩。。更非脫離其心之煩熱矣。。書腹滿。。上文下之後胸滿則有之。。或下之心下滿。。下後心下逆滿亦有之。。腹滿則前路所未言及。。彼下之因而腹滿者。。似屬太陰也。。無時痛二字。。猶未激刺太陰之腹也。。陽明下之腹滿又兩見小便難。。大下後六七日不大便煩仍不解。。而後腹滿痛。。可悟本證亦陽明病所無。。不必從胃家實上討消息矣。。然則虛故滿耶。。既非不能食。。及與水則噦。。亦與攻之脹滿不同論。。殆卽素問熱而煩滿之謂耳。。何以腹不熱耶。。熱邪向內。。滿狀卽熱狀之變相。。然則與陽明爭腹地耶。。烏合之邪。。必不敢奪據陽明之勢力圈。。特陽明麾之而不去者。。彼復虛張其聲勢。。圍繞陽明之畔界。。以實偪太陽。。太陽遂以滿狀爲環境。。並手少陰亦牽入環境之中。。與陽明相偪處。。正氣不實變爲實。。非邪氣不滿亦滿乎。。其露煩不露熱者。。必傷太少之氣化。。熱不成熱可知。。不觀其卧起乎。。卧不安猶謂胃不和。。陽明或不堪其擾也。。起不安則陽不振。。大不利於太少矣。。和胃氣有小承氣湯在。。但餘邪不在中而在邊。。可以去大黃。。吐陽氣有梔子豉湯在。。但藥力過於降則難升。。可以去香豉。。二方合爲一而去其一。。卽五味去其二而取其三。。梔子厚樸湯主之。。仍君梔子也。。漏舉枳實者。。明示其變通梔子豉湯。。非變通小承氣湯也。。方旨詳註於後。。

梔子厚樸湯

梔子十四枚擘　厚樸四兩炙　枳實四枚水浸去瓤炒

已上三味。以水三升半。煮取一升半。去滓。分二服。溫進一服。得吐者止後服。

梔子非僅以除煩爲註腳。。香豉勿誤以得吐爲註腳。。上條數句無煩字。。且曰梔子豉湯主之。。可知除煩是梔子之餘事。。本條下條無香豉。。亦曰得吐者止後服。。可知得吐非香豉之專長。。瓜蒂散又有香豉無梔子。。可知香豉汁未嘗不助瓜蒂之吐。。瓜蒂取吐不同論。。瓜蒂散萬不能代梔子以吐。。梔子得吐不同論。。彼方明言不吐者得快吐乃止。。本方不言不吐者後服則當吐。。又可知梔子之吐必神速。。一服不吐。。則後服必從容以立奇功。。蓋有形之更化則得吐。。吐出水火之精。。令太少之寒熱。。得以受氣也。。無形之更化則不吐。。寒熱先受氣於水火。。徐徐而化成。。太少始更新而出也。。若謂利用梔子以吐邪。。明明上言發汗吐下後主梔豉。。豈非吐之又吐乎。假令當吐。又何必舍瓜蒂而易梔子乎。就如樸枳。亦非反佐梔子之吐。翻吐爲下也。梔子走中。以獨力升陰中之陽。樸枳走邊。以合力破餘邪之圍。觀厚樸炙而不去皮。枳實去瓤而但炒。比諸大小承氣湯。彼方恐樸枳落邊際。本方正欲樸枳襲邊旁。製作已大相懸絕。尤妙在去香豉以避樸枳。防二物藉香豉之鹹。逐餘邪以入腎也。因邪已入腹。容易繞入腎關故也。用樸不用枳又何若。厚樸有卷舒力。撥動邪氣者也。枳實有環繞力。轉移邪氣者也。二者不可缺。命方單提厚樸而不及枳實者。二味遠不若梔子之神。樸枳無甚別。惟梔子爲特別也。淺言之則梔子治心煩。樸枳除腹滿焉已。置卧起不安於不問。直置氣化淩夷於不顧。豈所論於酷愛陰陽之仲聖乎。

傷寒。醫以丸藥大下之。身熱不去。微煩者。梔子乾薑湯主之。

凡不諳傷寒之醫。非醫也。不過以丸藥討生活耳。丸藥且大下。下力倍於湯矣。試問其所下者何物。非徒耗陰陽資生之穀氣而何。書身熱不去。看似寒邪不爲丸藥所推移。尚留於一身之表而不去。轉爲幷於陽之熱。聊勝於幷於陰之寒也。且結痛證不具。醫者方引爲丸藥之代價。以爲彼證未欲解者。本證當有解意也。書微煩者。丸藥更足以傲湯藥。自上文發汗吐下後曰虛煩。曰煩熱。曰心煩。煩狀皆作劇狀論也。安得有若隱若現之微煩乎。則且揚言於衆曰。始則寒不去。故煩不露。所大下者非新感之寒。殆本有寒分未可知。今則熱不去。故煩微露。所未下者必初成之熱。亦邪纔熱化所應爾也。此說非不可以文丸藥之過。曾亦知仲聖幾欲爲太陽少陰起訴乎。幸而心中不結痛者。足太陽已沒收入丸藥之中。與邪氣藥氣滾作一團。下膈而抵於胃。其腹不滿者。因丸藥適塡大下之空。水穀之海。反覺其從容。獨惜一身之表。等於無太陽。心系之上。等於無少陰。以其不發熱而身熱。身熱非標陽之勢力。無如手太陽已墜落身下而不浮。加以受餘邪之控制。。可想見其著實身膚之熱。。如繩繫然。。故曰不去也。。且也不發煩而微煩。。微煩亦非心陽之勢力。。無如手少陰已寂守心中而不起。。思以避丸藥之摧殘。。可想見其印入心曲之煩。。如日蝕然。。故曰微也。。凡此皆關於太少之退化不待言。。得梔子自能更新其雙方之氣化不待言。。特梔子厚樸湯樸枳則嫌其落邊際也。。況丸不去必寒不去。。就如梔子生薑豉湯。。亦僅治嘔逆。。無如頑浭不化之丸藥何也。。惟乾薑則正對丸藥如冰炭。。反佐梔子如冬夏。。大下後一易其寒暑。。則治化出焉。。梔子乾薑湯主之。。其斯爲神妙無方之湯方者歟。。方旨詳註於後。。

梔子乾薑湯方

梔子十四枚擘　乾薑二兩

右二味。以水三升半。煑取一升半。去滓。分二服。溫進一服。得吐者止後服。

本方亦曰得吐者止後服耶。。有乾薑則丸藥無所容。。其渣滓必化糟粕而出。。毋寧曰得下者止後服也。。乃得下不得下不爲意。。獨留意其得吐。。未必得吐可想。。一服纔得吐。。後服則不吐又可想。。如曰不吐則後服當吐。。是所有梔子皆吐劑。。何以不如瓜蒂散所云。。一則曰當吐之。。再則曰當須吐之乎。。梔子非取吐如瓜蒂又可想。。有豉曰吐。。無豉亦曰吐。。就如梔子生薑豉湯明爲止嘔而設。亦與得吐同論。顯見梔子之吐不吐是另一問題。非僅以得吐爲樂觀。其吐也如奇葩之吐豔。其不吐也若春花之較遲。無軒輊也。然方下必云得吐者。吐則氣化爲之一新。蓋寫出其效果之妙。爲梔子一味甲上添毫也。得乾薑則丸藥無存在。而暖氣乍回。合梔子又寒溫以適。所謂治寒以熱涼行之。漫疑梔子寒多而熱少也。梔子含水火之精。帶腎間之餘氣而出。分給少陰與太陽。熱不足則仰給於熱。寒不足則仰給於寒。寒熱兩而化。故二氣一而神。太少所爲從標亦從本也。梔子十四枚。擘分四七之數者。令太少之寒熱。俱得以受氣也。去香豉亦與上條同方旨。恐鹹味引丸藥之邪以入腎也。獨是篇內煩狀不勝書。胡獨梔子證與少陰大有關係耶。顧等煩也。因太陽之煩而煩。是君主環顧太陽。但爲太陽煩。不止因太陽之煩而煩。是君主自顧少陰。兼爲少陰煩。大抵太陽熱化病患在不發熱則陽不浮。浮陽隱與少陰之熱本兩相依。苟摧殘太陽之熱。未有不連及少陰者。緣寒熱合化之始。乃烹煉於水火之精而成。起化之原在水火也。若氣化淩夷。則氣不歸精。又當取償於化氣之精矣。五苓亦取精之方也。從穀精中提取水之精。更藉胃中之煖水。一面調和中五之胃氣。一面洋灑太陽。梔子諸方則從水精中提升火之精。吐出腎間之熱氣。一面復回少陰之本熱。。一面更化太陽。。太陽所以得稱爲衛外之陽者。。以有中氣之熱在。。得梔子則全個太陽受其賜。。勿岐視寒熱若天淵也。。

凡用梔子湯。。病人舊微溏者。。不可與服之。。

不善讀上文。。幾疑仲景節節以梔子湯爲嘗試。。若鰓鰓過慮其吐而復吐者然。。本節則寧備而不用。。何其駭視梔子乎。。抑所有應行梔子證。。寧缺毋濫乎。。胡又云凡用梔子湯也。。多數可用故曰凡。。陽明厥陰且用之。。況太陽證哉。。胡又舊微溏者獨靳而不與也。。得毋梔子將重累其溏耶。。本草經梔子無攻下明文。。亦無利滑字樣。。於微溏何牴觸。。且承氣諸方。。尚無追及舊微溏者。。

何有於梔子乎。。不知微溏則水穀精微從下去。。金匱溏泄證與失精同一例。。穀生於精也。。由來已舊之微溏。。則失穀失精非偶然之事。。蓋必鼎釜之下無薪火。。而後濟泌别汁不足言。。此等不堪持久之病人。。就令不得梔子證。。亦非云幸。。况誤治致變。。尚有乞靈梔子之餘地乎。。梔子雖寒。。卻含有水火之精之煖水在。。與飲入之煖水不同論。。五苓利用煖水入寒水之中。。梔子利用煖水出寒水之上。。二方恰相對照也。。試思精氣涸冷之病人。。假借何物作溫泉乎。。曰不可與之。。毋擲梔子於春冰之内也。。然則得梔子證奈何。。微溏家手足煩熱則有之。。手足逆寒又有之。。未有如上文種種之煩。。種種之熱。。絕不稍露其寒也。。則言外梔子湯證必無舊微溏。。舊微溏者必無梔子湯證。。以明梔子湯恰爲陽根未拔者立方。。非所論於精氣消磨之病人也。。彼少陰病心中煩不得臥者有矣。。胸滿心煩者亦有矣。。心煩不得眠者又有矣。。何嘗一見梔子湯方乎。。少陰以坎中之陽爲寶貴。。微溏卽坎腎之漏巵。。直是少陰臟寒之正陪客。。縱得少陰病而微溏證不具。。梔子未免發腎臟之藏。。則凡水中無火之臟病。。一槪與梔子湯無涉。。撇開梔子。。猶上文聾者喘者水藥不入者之撇開五苓。。無非起下眞武證也。。

太陽發汗。。汗出不解。。其人仍發熱。。心下悸。。頭眩。。身瞤動。。振振欲擗地者。。眞武湯主之。。

書太陽發汗。。不曰太陽病發汗。。明乎太陽不勝汗藥。。偏假手於發汗爲嘗試。。一若預爲汗藥任過者然。。殆其人之太陽爲特異。。其爭先發汗也。。汗藥儼落太陽之後也。。故不曰醫反發汗。。曰太陽發汗。。發汗固得汗。。即不發汗亦得汗。。特一發則非太陽之固力所能收。。不得不以徒有發汗之力貶太陽。。書發汗復書汗出。。混出汗於發汗之中。。太陽實大開出汗之門。。簡直是不病於病病於汗。。書汗出不解。。不曰發汗不解。。發汗非不解也。。解開其本自周密之毛竅。。置太陽於如水流漓之汗孔。。太陽遂爲其人之汗所包圍。。此不當解而解。。其當解而不解者。以汗出無精氣。非所以卻邪。餘邪既小視其汗。則蔑視其人。遂以其人爲傀儡。書其人仍發熱。不曰太陽仍發熱。又非其人復發熱。仍者仍因之謂。太陽有太陽之熱。乃惹起其人之熱突如來。相因而致之發熱同而異。又仍前之謂。其人有其人之熱。乃假託太陽之熱猶未去。一如前狀之發熱異而同。例以汗出輒復熱。不爲汗衰之陰陽交證。殆不相類而相類也。不然。胡不曰其人仍惡寒耶。吾得而斷之曰。水火之精不蟄藏。則盈天地間皆無根之火。亦無源之水。火炎陰位。何火非寒。水乘陽位。何水不熱。在人人見之謂之熱。而不謂之寒者。出水之火則火益熱。

浮火之水則水益深。。當以觀水之眼光觀火也。。豈同上文五苓梔豉證。。互根之眞水眞火猶存在乎。。無眞水火便無眞寒熱。。經謂重寒則熱。。重熱則寒。。夫非寒熱往往從對面見乎。。吾知其人不特不知有寒之可惡。。熱亦不知惡也。。但發熱而已。。書心下悸。。心者火臟也。。悸又水證諦也。。曰悸不曰煩。。顯見其熱火非從心中出。。熱水卻從心下來。。其人遂不啻以熱水自冒其頭部。。書頭眩。。眩亦水證諦也。。金匱眩悸明言曰有水。。彼心下之水。。可作太陽之頭之覆幬哉。。曰眩不曰痛。。太陽不克有其頭矣。。書身瞤動。。瞤亦水證諦也。。金匱指伏飲曰其人振振身瞤劇。。形容一身之表之熱水如鼎沸。。故曰瞤。。瞤爲目動。。以目動狀太陽之動。。故全身皆動。。然猶未寫盡其振振之劇也。。書振振欲擗地。。一欲字其人殆有一點之靈犀者歟。。欲上陵之水轉而就下。。必及於地而止。。地乃有形之中土。。其腹內無形之中土。。不足以制水者。。欲假實地之土以制之。。且欲其滴滴歸源也。。擗開尺地而及於泉。。寫其意於藏精之處也。。何以振振不搖耶。。血液之汗則動經。。水津之汗不動經也。。無精以生穀。。宜無穀以生汗。。其人實患在陰不得有汗。。汗出其僞焉者也。。太陽病亦半焉者也。。其人不止太陽病。。故闕病字也。。作少陰治可矣。。眞武湯主之句。。詳註方後。。嘉言元御加多病字非。。

眞武湯方

茯苓三兩 芍藥三兩 生薑三兩 白朮二兩 附子一枚炮

右五味。以水八升。煑取三升。去滓。温服七合。日三服。

同是治水。。五苓散水地之南。。眞武鎮水天之北。。以其爲北方水神也。。北方屬水。。而非瀰天是水。。南方屬火。。而非遍地皆火者何耶。。自一六二七生成之後。。化爲水火之精久矣。。經謂生之來。。謂之精者。。殆指與生俱來之坎腎。。藏之本。。精之處也。。先天原化起於坎。。精歸化者卽其處也。。有歸化之精在。。斯寒熱二氣出其中。。太陽少陰亦出其中。。寒熱又不形於外而藏於形。。太陽遂爲虛形之外衛。。虛邪未易入寇太陽也。。卽或傷於寒。。形歸氣則寒不傷形。。氣歸精亦熱不傷氣也。。間有不和之內氣。。例如陽勝則熱。。陰勝則寒。。寒熱都爲精所食。。精食氣便由膀胱腐化而出。。膀胱亦有氣化在也。。若爲淫氣所傷。。是氣傷精。。熱舍於腎者有之。。水聚於腎者亦有之。。凡此不一而足。。自有分門別類之雜病。。不盡關於傷寒。。本證則精化爲氣也。。少陰之眞武證曰此爲有水氣。。水不精之謂也。。在太陽反不見水而見火。。火爲陽。。水爲陰。。其人殆暴露水之陽。。掩卻水之陰。。現離南於坎北。。故水氣二字闕不書。。顯與少陰之水氣異而同。。與金匱之水氣同而異。。觀方內有朮而不君朮。。中土非成爲澤國。。崇土制水之義可從輕。。特地氣不升則天氣不降。。宜輕朮而重苓。。令水從天上輸也。。獨是本證則天邊如有水也。。得生薑溫而散。。有水之處可以令其無。。水中並無火也。。得附子溫而守。。無火之處可以令其有。。四味藥便打通地下之泉。。又不可無芍藥以收殘局。。收太陽之表氣。。而後身外之水。。纔折入少陰之脊也。。收太陰之裏氣。。而後心下之水。。不瀉落太陰之腹也。。誠以生薑升太陽未免重開手太陽。。白朮升太陰未免重開足太陰。。芍藥反佐薑朮之旋升而旋開。。非反佐附子也。。本方在太陽無加減。。勿以大黃之峻比芍藥。。即少陰病亦或因其人之兼證以爲衡。。原方五味。不能任意侵犯也。以眞武得名者。其莊嚴如嶽峙。其鎭靜若淵渟。爲篇內獨開生面之聚精會神藥。羣醫宜以北面祀之也。

咽喉乾燥者。不可發汗。

前路覆轍相尋之汗藥。以致其人亡靈於眞武。則凡市上不麻不桂之疏散品。可無過問矣。茲復懸不可發汗四字。五申其汗禁。意者寧割愛麻桂以爲之倡乎。夫使麻桂不適用。胡不如上文所云不可與桂枝乎。麻黃之不與縱未言及。亦當言及之矣。假令宜麻不與麻。宜桂不與桂。是置麻桂二證於腦後也。長沙曾若是恝乎。吾謂一發無餘之市醫藥。已無所施而可。更不宜施諸不可發汗之人。。獨神妙無方之麻桂。。始發汗一如未發汗。。觀於麻黃之去沫。。桂枝之去皮。。一皮一沫之微。。且不少縱其發力。。其支配之就範何待言。。二方均以發汗稱者。。可發則發。。不可發則不發焉已。。上文曰可小發汗。。非暗指麻黃乎。。霍亂曰宜小和之。。非明指桂枝乎。。減輕等分未爲小。。無微不至乃爲小。。自此以下。。勿徒以發汗二字括盡麻桂也。。類舉不可發汗者羣託命於麻桂。。加倍寫麻桂也。。書咽喉乾燥者。。喉主天氣。。麻黃秉天氣以解表。。咽主地氣。。桂枝秉地氣以解外。。看似咽乾可以窮桂枝。。喉燥可以窮麻黃。。豈知咽乾無非溼土之不前。。喉燥殆亦燥金之太過。。地氣上則天氣無不下。。溼制燥也。。有脾液之涎以涵濡其咽。。未有不浸潤其喉也。。經謂咽喉者水穀之道。。氣之所以上下。。則水穀便是活動咽喉之良藥。。可悟桂枝之歠粥以生汗。。麻黃不歠粥以存汗。。先爲咽喉之地策萬全矣。。桂枝豈徒將息有汗哉。。服至二三劑。。則不汗亦聽。。是又將息桂枝之不汗也。。麻黃將息如桂枝。。上文致衄主麻黃。。不發汗者亦聽。。汗不汗亦何常之有。。又可悟連類數條。。非迴應麻桂之發汗。。乃迴應桂枝之不汗。。例如咽喉乾燥者既非富於汗。。則汗字可略而不言。。桂枝自有消息和解其外之法在。。即或解表與麻黃。。亦未聞麻黃之汗。。有如水流漓之慮也。。小用麻桂。。抑亦麻桂之緒餘。。非建白麻桂也。。可行麻桂在言外。。不可發汗句勒住庸醫之手。。有麻桂之妙用則可。。無麻桂之妙用。。是亂天地之氣也。。

淋家。。不可發汗。。發汗必便血。。

五不可發汗證金匱有其四。。本條載在淋病類矣。。淋有五。。曰石曰沙曰血曰氣曰膏。。金匱祇以小便如粟狀五字形容之。。太息其水穀之精變爲粟也。。粟狀之堅者爲沙爲石。。似精鑿而不華。。粟狀之輭者爲血爲氣爲膏。。似精微而不澤。。此精不歸化之病形。。正如金匱所云胃中有熱。。即消穀引飲。。水穀與寒水不相入。。但熱流下焦而止。。熱在下焦主尿血。。亦令淋閟不通。。尿血不言痛者。血未成淋耳。淋成則脫離膀胱之陽化。小腹弦急其明徵。脫離腎臟之陰化。痛引臍中其明徵也。淋家編入消渴小便不利門。宜與小便有關係。若汗禁之嚴。則罔聞者多矣。夫汗生於穀而穀生於精者。必化生精而後精生穀。已歸化之穀謂之精。遂別食氣之精而爲汗。非魄汗可立罄其精也。經謂散精於肝。淫精於筋。非卽陽明主潤宗筋乎。溺管精囊之膜。皆肝之筋曲成而輭化之。本無所謂之淋。又曰濁氣歸心。淫精於脈。精液引出心液。心液融入血脈。故有血便有汗。在太陽爲太陽之自汗。自汗不宜出。惟血神點精而成汗。將卻邪以汗不以血。蓋營衞日走其精銳。肺則輸精於皮毛。。所謂天氣下爲雨者非耶。。然猶未顯見其雨出地氣也。。必飲入而輸於脾。。脾氣一面散精。。一面行津液。。散上歸之津液穀之精。。依營衛而行。。散下輸之津液水之精。。奉氣化而出。。其存於膀胱之津液。。則護送前陰以消水。。其還入胃中之津液。。則護送後陰以消穀。。夫而後環周一身之津液。。布水精於毫毛。。毛脈於是合穀精水精而固其腠理。。衛氣開其合。。斯溱溱之汗出焉。。衛氣之開爲未足。。則開其營。。麻黃所爲取汗於營。。桂枝所爲取汗於衛。。服麻桂而便血者。。未之聞也。。禁汗正器重麻桂也。。曰發汗必便血。。豈血證是淋家之常哉。。血散則脈散。。流散太陽如落花。。手刃太陽者汗藥也。大抵淋家病宜桂多於宜麻。以其非脈浮卽脈數。乃似汗非汗之脈。爲胃中之餘熱所迫而形。患在太陽過於開。桂枝繫之而後解。又不患太陽之不開。以其濟通足太陰以維繫手太陽。消息和解其外猶餘事。非必以得汗立功也。假令宜利小便發汗。金匱寧主五苓。不肯叅用市藥。五苓桂枝之權宜。乃臨幾應變之權宜。未可與權宜也。條下不指定行桂枝者此也。喻氏黃氏改必字作則字依金匱。

瘡家。雖身疼痛。不可發汗。發汗則痓。

瘡家亦禁汗耶。素問謂汗之則瘡已。金匱腫癰有自汗出三字。明曰法當亡血若汗出。可知瘡家之汗亦尋常。。且曰當發其癰。。縱非發其汗。。未有曰不可發汗也。。本條僅附在痙病門耳。。痙病有汗禁。。曷嘗禁葛根湯之取微似汗乎。。愈以見麻桂之對於瘡家無牴觸也。。夫曰瘡家。。殆指金匱腫癰諸瘡不待言。。經謂五部有癰疽者死。。亦瘡非要害不待言。。獨是傷寒金匱有癰字無疽字。。癰腫但曰按之卽痛如淋。。得毋疽腫不如淋。。便可汗耶。。非也。。癰之深者曰疽。。疽深而惡。。癰淺而大。。舉癰可以例疽。。亦舉瘡可以例癰。。不離乎諸痛痒瘡。。皆屬於心也。。心氣上從。。寒氣下臨。。則皮膚肉苛之癰成。。肺氣上從。。熱氣下臨。。則金鑠石流之瘡起。。太少司天之瘡亦其例。。又不離乎地道卑而溼。。溼不上故陽明不從中而從本。太陰不從本而從中。溼從燥化。燥從熱化。熱聚於胃。素問名爲胃脘癰。熱過於腸。金匱名爲腸內癰。卽古書所謂六腑不和之癰。非所論於五臟不調之疽也。以脾土不能爲胃行其津液。濁陰無從歸六腑故也。若清陽濁陰俱舍於肉理。陽滯於陰則生癰。陰滯於陽則生疽。經謂之腠理開閉之常。太少之異。蓋常開常閉者其瘡。乍陰乍陽者。太陽之本寒。少陰之本熱。高出於心肺之上。若司天然也。金匱則形容之曰。諸浮數脈。應當發熱。而反灑淅惡寒。繪盡瘡家情狀矣。夫非麻桂證仍在哉。吾得而斷之曰。瘡也。痙也。皆寒氣之變。未受麻桂之賜者也。特恐投以拗折太陽之汗藥。。重其瘡。。益以重其痙。。故曰雖身疼痛不可發汗。。瘡家有身甲錯無疼痛。。痙病有身體强几几無疼痛。。太陽幸未被壓也。。瘡家之太陽疼痛固可憫。。瘡家欲作痙之太陽。。疼痛尤可憫。。以彼枯朽之體。。膿血早爲氣化之蠹。。雖微病亦覺身疼痛。。發汗則反張其太陽。。卽反張其疼痛。。縱乞靈於葛根。。亦與難治之灸瘡同論。。曷若麻桂之行所無事以卻邪乎。。麻桂皆太陽之忠藎。。大抵麻黃發力勁或收力遲。。桂枝解力柔故繫力摯。。則桂爲上。。不可發汗便不汗。。小和太陽足矣。。疼痛何暇計及乎。。

衄家。。不可發汗。。汗出必額上陷。。脈緊急。。直視。。不能眴。。不得眠。。

衄家更由不麻不桂之汗藥所釀成。。假令如上文致衄主麻黃。。不發汗亦未嘗聲言服麻則得汗也。。必衄宜桂枝。。當發汗亦未嘗計及得桂又不汗也。。發汗不發汗麻桂均與衄血無牴觸。。衄家畏服麻桂。。則所在多有。。未聞因衄而問罪麻桂也。。服麻桂從無額上陷脈緊急種種怪現象故也。。夫奪血無汗。。正惟無汗而後衄。。有汗便不衄不待言。。論內太陽陽明之衄。。有曰無汗矣。。未有曰衄又曰汗也。。凡衄大都悍氣反動使之然。。衄血中非無汗液在。。特汗不別血故奪血而出。。見之謂之血者。。不見其汗耳。。設也穀精合水精而四布。。則腠理開發之時。。血神自揮灑精氣而爲汗。。何至於衄乎。。無如太陽足脈不如經。。陽明胃脈不如經。。經脈篇足太陽主鼽衄。。手足陽明亦鼽衄。。此豈關於散精之脾。。輸精之肺。。懲乎哉。。皆太陽之開力不前。。陽明之闔力太過。。金匱故以春夏之衄屬太陽。。秋冬之衄屬陽明。。陽明病法多汗。。汗出衄自止。。勿藥之衄僅兩條。。在太陽則無論衄不衄。。麻桂早有建樹矣。。麻藉天氣之降取汗於營。。足太陽之降也自若。。桂藉地氣之升取汗於衛。。手太陽之升也尤自若。。倘預防足太陽之喜衄也。。思以桂代麻。。桂枝更神明於汗法之外。。以不可發汗四字厚期桂枝。。正桂枝之知音者也。。雖然。。衄家之血有幾何。。其證脈之變。似非發汗始然也。所衄者額上逆流之新血耳。異日營衞又更新。豈長此太陽不復走足乎。惟發汗不如法。氣化陷則額陷。起於目內眥。上額交巔者足太陽脈也。血神力挽太陽故脈緊。尾追太陽故脈急。愈緊愈急。諸脈又因而陷。諸脈皆屬於目。頓失其目中諸脈所聚之精。近蔽而遠亦不明。則直視。頓落其目中諸脈所會之神。左旋而右不轉。則不能眴。苟或得眠。人臥則血歸於肝。肝受血而能視。視不直斯眴亦能。額陷似無害於事。豈知額陷而後衞氣更爲太陽忙。晝日行陽爲未足。而繼以夜。行陽不得入於陰。如之何其得眠。失眠幸非衄家之末路。特患誤汗以重其衄。。則吃虧尤不止此爾。。嘉言元御直視上多目字贅。。

亡血家。。不可發汗。。發汗則寒慄而振。。

衄血非亡血耶。。金匱虛勞門書亡血者三。。書衄血者二。。無吐血二字。。下血更未言及矣。。吐血門雖一條曰亡血。。而詞句已見於虛勞。。兩條增減首尾兩字而已。。可見亡血非關於吐血。。吐血未至於亡血。。假令乞靈於側柏葉湯。。縱吐血不止亦不至於亡。。其曰亡血家者。。吐血殆過去之事。。將與虛勞之亡血同論。。則本條之載入吐血門。。大都為誤治示禁。。曰不可發其表。。即不可發汗之互詞。。特其表乃太陽之藩籬。。恐人既傷其裏。。復戕其表。。忘記其表有太陽在也。。虛勞首重在太陽。。桂枝龍骨牡蠣湯卽其例也。。若得太陽病。。當行桂枝不待言。。如謂桂枝恐重亡其血。。本論亡血二字不多見。。陽明是主血所生病。。何嘗有亡血乎。。厥陰脈虛復厥始亡血。。霍亂脈微復利始亡血。。非成亡血家也。。虛勞脈得諸芤動微緊。。與夫虛寒相搏之革脈。。日亡其血而不知。。目爲亡血家不是過矣。。夫脈者血之府。。火者脈之宗也。。火歸根於腎而存氣於心。。心存血脈之氣而火獨下存。。氣有餘卽是火也。。火不可見而氣猶可見也。。苟心氣不足而見火。。看似火氣之有餘。。實則不歸精之勞火。。由血中出現。。立瀉心湯正防其牽動眞火耳。。側柏葉又打入心包作用。。收回其木火。。治亡血於未然者也。。

蓋火愈勞則愈虛。。就令血不吐而亦亡。。長沙知相火逼人之氣餒。。非所以代君行政也。。以桂枝湯代之。。寄君命於太陽。。取其爲諸陽主氣。。支一身之殘局也。。牡蠣則載浮游之火。。隨水道以入相。。龍骨則化蟄藏之火。。運乾健以出神。。神存勝於數斗血。。最寶貴之血不外神。。不過亡血家較爲吃虧耳。。戒曰發汗則寒慄而振。。汗藥匪特動太陽之經。。並動陽明之經矣。。手足陽明病主寒慄。。太陽則曰振曰振振。。豈非兩陽畏縮於分肉之間乎。。誠以亡血久則飲食不爲肌膚。。必水穀之精無羨餘。。僅相依者薄弱之營衛。。微論汗液不足以供也。。其汗非從穀生於精而來。。究非卻邪之汗。。曷如借重和營衛之桂枝。不慮耗其汗之爲得乎。金匱戒人亡其血。計及將來之汗。本條戒人竭其汗。追及向來之血。血與汗異名而同類。金匱爭回其血。本條爭回其汗也。

汗家。重發汗。必恍惚心亂。小便已。陰疼。與禹餘糧丸。

本條無不可發汗四字。汗家非不可發汗。果發汗如法。則無妨復發其汗。或先其時發汗。或更發其汗。上文病常自汗出兩條。半日許復煩一條。分明以本非發汗之桂枝。代行發汗。桂枝二越婢一湯不可發汗便不汗。桂枝麻黃各半湯不可更發汗則僅得小汗。桂枝二麻黃一湯汗出必解非解在發汗。葛根芩連之有葛。麻杏甘石之有麻。。且以汗藥治出汗。。本論無一方犯汗禁。。卽不禁汗亦非違法以取汗。。桂枝尤妙在先收回汗出。。而後取微似有汗。。且自須臾至周時。。服至二三劑而不汗。。長沙方特冠桂枝者。。以其神通處不在乎汗不汗也。。何物汗劑。。竟重發汗耶。。得毋大發汗之謂耶。。非也。。正惟重發汗必不得大汗。。以其走竄藥深入重地。。若悉索大汗然也。。汗家縱非愛惜其已成之汗。。最可惜是未成之汗。。醫者亦知有條不紊之汗何自來乎。。汗者心之液也。。血神所司。。融化入脈以貫徹陰陽。。於是有太陽之自汗。。其生於穀之汗。。則散精者脾。。輸精者肺。。是又毛脈合水穀之精。。涵接太陽之自汗。。俟營衛再接之汗源源而來。。毛脈則其應如響。。於是有卻邪之汗。。更有留而未盡之汗。。汗家度亦悍氣不容於腠理。。乃營衞不和之汗耳。。奈何取汗而重入藏神之舍。。神不守舍必恍惚。。血神轉若迷惑其君主。。因恍惚而心亂。。心液不治可知。。特不書汗出。。心無遁情而汗有遁情矣。。徵諸小便。。便而曰已。。小便似未畢。。已而陰疼。。是仍有小便在。。必小便之中。。有水且有穀在。。津液不盡送之出。。更難還之入。。通而復塞故疼。。皆由水穀未受氣於散精之脾。。突爲汗藥所窮追。。遂亂落其精於州都之地。。小便幾如粟狀之淋。。此豈能曰勿治之。。得小便利必自愈乎哉。。與禹餘糧丸。。合赤石脂化湯爲丸。。賁丸成湯。丸合水穀之精。代脾氣以散之。作湯服則還諸脾者復聽命於脾。二物皆培土氣。一味約前部。爲消水地步。一味約後部。爲消穀地步。不並提石脂者。本證注重在前部也。丸方闕如。注家又禮失而求諸野矣。無丸有方在。連上五條。何一非教人從無方處悟方乎。恍惚心亂作何治。汗藥過去。則心神自復。難坐視者陰疼耳。瘖證何以後陰不疼耶。彼方不治瘖之治瘖。猶乎本丸不治疼之治疼。明夫此。可與言汗不出之桂枝矣。

病人有寒。復發汗。胃中冷。必吐蚘。

上六條禁汗。猶謂各有宿疾。遲遲而不敢發汗者庸有之。。本條則新得之外因病耳。。非有別證也。。未嘗曰寒家。。未嘗曰內有久寒。。抑此爲臟寒。。有寒卽寒邪未罷之代詞。。非人人共見其病自客感中來哉。。何所顧忌而不發汗乎。。不知書有寒不曰傷寒。。寒氣一若其固有。。書病人不書太陽病。。陽氣一若其本無。。非因有寒而始病。。有寒始顯出其人病。。宜乎發汗無效故復發汗。。無如汗雖罄而寒猶未盡。。匪特無汗而有寒。。所出皆寒汗。。非寒從汗解也。。乃冷與寒相得。。穀冷汗亦冷。。冷汗經過毛竅之寒。。不啻報信病人之有寒也。。本是病冷。。令是病寒。。胃冷故穀冷。。斷其人曰胃中冷。。冷穀非病人之養料。。適供蚘蟲之養料。。蚘亦冷蚘。。故有蚘厥。。

曰必吐蚘。。非既吐便無蚘也。。市上汗藥。。從無裨益於病人。。以其無辛甘化陽之藥於其間。。徒以肅殺之氣味彙成方。。無論其爲涼爲温也。。直可以冷胃二字斥之。。就令不傷冷於目前。。必傷冷於日後。。補胃中冷三字。。爲諸汗藥告警於未然。。可作上六條後來之註腳也。。緣奪汗品無一非稼穡之蠹。。中土不温。。則孳生怪物。。蚘蟲特其例耳。。如欲其温也。。有麻桂二方在。。如知復發其汗莫如桂也。。則桂枝更游刃而有餘。。妊娠且主之。。桂枝實人類之母也。。蚘何有焉。。桂枝雙綰太陰與太陽。。其服後未及須臾也。。收温升之力入足太陰。。以維繫太陽。。服後已及須臾也。。放温升之力出手太陽。。仍聯絡太陰。。其歠熱稀粥一升餘也。。穀溫汗亦溫。。微似汗則益佳。。即不汗亦佳也。。未有太陽衞外有助力。。餘邪敢蔑視病人之理。。反是則蚘蟲尚未干休。。况邪祟乎。。

本發汗。。而復下之。。此爲逆也。。若先發汗。。治不爲逆。。

本先下之。。而反汗之。。爲逆。。若先下之。。治不爲逆。。

本條有本字無標字。。有先字無後字。。有逆字無順字。。祇有汗字下字。。此外介於汗下之間者何限。。不斤斤於汗下。。而自爾得汗。。自爾得下者又何限。。看似長沙故作半面語也。。無如若輩汗下且未分曉。。法當如是偏不如是。。遑能告以法雖如是卻不如是乎。。寧令其熟籌於汗下之先。。豎一本字爲正鵠。。所謂有其在本而求之於本。。若本而標之。。先治其本。。後治其標。。或標而本之。。先治其標。。後治其本。。是以先後權標本。。非徒以標本定先後。。此境良未易到也。。惟本發汗三字正羣醫入道之門。。麻桂二方必聞之熟。。間有先此非與麻。。後此藉麻以解汗。。先此非與桂。。後此藉桂以發汗。。發汗二字本不足以盡麻桂。。亦無一定之先後行麻桂。。但使人人粗知發汗非麻桂莫屬。。則且如其說曰本發汗。。發汗畢則麻桂之功竟。。無所謂以下藥尾其後也。。奈何既汗復下。。將息法全未了然。。直置與藥之次序而不講。。何難雜下藥於汗藥之中乎。。彼二陽併病曰太陽病證不罷者下之為逆。。然猶謂因汗藥無效易方針也。。此則汗未出而逆施。同是爲逆也。彼善於此者也。曰若先發汗詔羣醫以先路。姑勿計及其後路。桂先麻也可。麻先桂也可。持定識於未行麻桂之先。仲聖如或許我曰治不爲逆。亦足多矣。乃易其詞曰本先下之。何翻前說之驟乎。下文曰然後復下之。後者不先之謂也。又曰若欲下之。欲字審愼而始出。先云乎哉。蓋必麻桂證已過去。發汗二字不重提。而後柴胡湯得以承其乏。柴胡且非後來居上也。矧陷胸之屬乎。除卻許多層節。又進誤下者與言下。如知本非可下。卻不能不先下也。知標卽知本。知標之本者也。曰而反汗之。下非與汗反。汗適與下反。不逆反爲逆也。若先下之

○○可知若人非動以主下爲快事○○有後顧之憂○○纔有先見之明○○雖逆取庸何傷○○奬勸之日治不爲逆○○步步皆引人入聖之詞○○循此以往○○本論自有順理成章之法在○○奚止僅免於逆乎○○

傷寒○○醫下之○○續得下利清穀○○不止○○身疼痛者○○急當救裏○○後○○身疼痛○○清便自調者○○急當救表○○救裏宜四逆湯○○救表宜桂枝湯○○

書傷寒○○本發汗也○○醫者並非汗而復下○○直以本先下之爲得訣○○下之豈徒一逆已哉○○無補行發汗之餘地○○是加倍逆○○不得不加倍救逆○○救逆有先後○○加倍急則救裏救表惟恐後○○一若救裏未爲先也○○救表雖在後○○

而表藥繞出裏藥之前。。救回其人如在未病傷寒之先。。四逆湯固非羣醫所見及。。桂枝湯更非羣醫所見及。。彼以爲桂枝犯不可發汗之嫌。。上條縱開汗禁。。未必爲位置桂枝地也。。孰意桂枝非止以發汗見長乎。。且以爲四逆湯曾救桂枝之誤也。。孰意桂枝又爲四逆之後勁乎。。不然。。下利清穀證。。陽明少陰厥陰皆有之。。四逆湯遑事他求哉。。無如其始得之是桂枝證。。續得之纔是四逆證。。續而又續曰不止。。顯見桂枝證已移入利不止證中。。則牽掣太陽。。太陽不能活動於一身之表。。故身疼痛。。四逆湯能表裏兼顧乎。。下條身體疼痛宜四逆。。又未有以桂枝尾其後也。。下條救太陽署之裏耳。。救其裏則其表無所遺。。本證救裏是救下利清穀之處。。打入腹裏作用。。儼置表證爲後圖也。。曰急當救裏。。太陽無先行四逆之例。。故不曰先救裏。。猶乎厥陰無後行桂枝之例。。亦不曰後攻表也。。何以特書一後字耶。。救表如是其急。。方恨不能提前行桂枝。。後云乎哉。。蓋急欲觀救裏之後。。比較未救裏之前也。。何居乎一如前狀之身疼痛乎。。前此之身疼痛。。太陽頓失提攝一身之力。。救表已刻不容緩。。然猶謂下藥既不放鬆寒邪。。寒邪仍未放鬆太陽未可知。。後此之身疼痛。。豈非一病不起之太陽哉。。身無邪壓。。而表陽自壓其身。。勿疑其穀荒餒之也。。果清便自調者。。裏邪固告肅清。。中央土亦灌於四旁。。

前功可作已竟論。。乃曰急當救表。。胡不急在幾先耶。。正惟救表之情切。。則連救裏之不暇。。上急字由下急字相迫而來。。若有後將不及之憂。。與上條數先字不同聲口也。。曰救裏宜四逆湯。。救表宜桂枝湯。。本條以四逆陪桂枝。。厥陰則桂枝陪四逆。。下文又桂枝瀉心次第行。。陽明則桂枝承氣對待用。。桂枝誠不孤矣哉。。吾謂末句爲桂枝表微者在此。。爲桂枝解嘲者亦在此也。。

病。。發熱。。頭痛。。脈反沈。。若不差。。身體疼痛。。當救其裏。。宜四逆湯。。

書病字。。太陽何往乎。。不書傷寒。。無傷寒之惡寒嘔逆。。不書中風。。無中風之汗出惡風。。但發熱頭痛二證具。。非病勢衰而何。。陽浮者熱自發。。亦陽莫陽於頭。。證陽脈亦陽可想。。乃不獨脈不浮而反沈。。陽病見陰脈者死。。不死則法當差。。脈法謂緩遲相搏名曰沈。。蓋謂營衛和。。髣髴營沈衛亦沈。。沈伏太陽於分肉之間。。搏而勿浮。。故脈與浮反。。反覺太陽業已歸經。。正樂觀其沈。。若不差則顯屬反常之沈脈。。應有反常之浮證。。其發熱頭痛殆從沈中出。。由太陽署之裏。。逆走於頭。。繞出太陽署之表。。逼壓太陽。。反陽沈而發熱。。實則正沈邪亦沈。。裏沈表亦沈。。始則沈太陽之裏也。。寒爲之。。繼則邪沈太陽之表也。。熱爲之。。宜其陽在表之裏也。。沈正氣於陰。。熱在裏之表也。。浮邪氣於陽。。有發熱而無惡寒者此也。。豈知浮熱卻趨勢在沈。。熱著其身而及於貼骨之體。。曰身體疼痛。。尚有放鬆太陽之隙乎。。從裏反出表者病在邪。。從表反入裏者病在正。。何異反桂枝證入太陽署之裏乎。。曰當救其裏。。不得不反四逆湯出太陽署之表。。纔以其表其裏還諸太陽。。曰宜四逆湯。。無殊發熱頭痛主桂枝也。。上條四逆不能兼桂枝。。本條四逆可以代桂枝。。總結上文所有代桂枝者也。。

太陽病。。先下之。。而不愈。。因復發汗。。以此表裏俱虛。。其人因致冒。。冒家汗出自愈。。所以然者。。汗出表和故也。。得裏未和。。然後復下之。。

書太陽病。。太陽病在先。。其人病在後也。。先病有先病之所以然。後病有後病之所以然。知所先。然後先。知所後。然後後。安有表病認爲裏。裏病認爲表乎。乃先下表邪而不愈。不自咎其誤下。因疑表證仍在也。復發汗。識者已譏其兩次違法。必有表復有裏。有裏又復有表矣。孰意下之則裏先虛。而邪不在裏也。邪因畏下藥之故。不敢乘虛以入裏。汗之則表復虛。而邪不在表也。邪因畏汗藥之故。不敢乘虛以出表。宜乎太陽陽明非餘邪所立足。遂躲避於不表不裏之間。視彼處爲根據地。以彼非表亦非裏。殆半表半裏也。以此表裏俱虛。而彼中不虛。故不在此而在彼也。彼半表裏非少陽出入之所乎。少陽無表裏也。乃假合太陽之半表爲其表。假合陽明之半裏爲其裏。表裏僅得兩陽之半面。而能合三陽若離合者。少陽轉樞於其間耳。無如陽明裏虛則穀未充。太陽表虛則汗未續。已非陽樞之力所能移。餘邪又從而閉塞之。沒收伏明之火則在彼。間斷合明之陽又在此。彼此均無一隙之明。三陽悉屬獃相。轉覺三陽不病其人病。曰其人因致冒。類如產婦鬱冒。陽氣獨盛者然。不必目其人爲有太陽病之人也。目爲冒家可矣。曰冒家汗出自愈。毋亦如上文所言表裏實。津液自和。便自汗出愈矣乎。非也。冒家當汗出。卽愈亦愈其半而遺其半。人人共見其愈者。惟其人能默喻其半愈半未愈之所以然。以汗出則汗和表亦和。。表和非關復發汗之故。。關於其人幸有自和之汗。。自愈其表之不和故也。。得裏未和。。法當下。。下條非欲下宜調胃承氣湯哉。。太陽下法。。詎必承氣然後中與乎。。其裏之所以未和者。。必因先下之藥爲之梗。。先此下之而不得下者。。迎其有復下之機。。然後復下之。。則小柴胡湯自勝任而有餘。。金匱鬱冒一則曰嘔不能食。。大便反堅。。再則曰大便堅。。嘔不能食。。非裏未和而何。。末句曰小柴胡湯主之。。非大便得下而何。。本條不明言小柴者。。小柴本非下。。實利用其和。。又適得其復下。。此後留柴胡於有用者何限。。毋寧先洩漏小柴之緒餘於無字之中。。意若曰麻桂證已過去。。然後見柴胡之長。。急與小柴無當也。。下文尚有一條救邪風之桂枝證在。。則然後云者。。非但糾正汗下者之失。。見得此後復經許多或先或後之層節。。然後終全篇之局。。有保護太陽之責者。。勿僅以下藥謀升斗也。。嘉言刪先字非。。

太陽病。。未解。。脈陰陽俱停。。必先振慄汗出而解。。但陽脈微者。。先汗出而解。。但陰脈微者。。下之而解。。若欲下之。。宜調胃承氣湯主之。。

書太陽病。。爲停病書也。。書未解。。太陽卽欲解。。少陽越俎以停其解。。責少陽可矣。。以其脈陰陽俱停。。是太陽中風則陽浮陰弱之脈停。。傷寒則陰陽俱緊脈亦停。。

就令有解表解外之方在。。不得不麻停桂亦停矣。。獨是停非脈來動而中止也。。不來不動謂之停。。乍看幾與無脈等。。既非無脈。。便有不停之脈。。顯出其停。。質言之則寸尺俱停。。獨關脈不停焉已。。關部乃趺陽之範圍。。候陽明之闔者以此。。候少陽之樞者亦以此。。得毋屬少陽又屬胃耶。。彼證脈弦細。。且太陽頭痛發熱之證猶存在。。何至脈停。。抑本太陽病不解。。轉入少陽耶。。彼證脈沈緊。。且往來寒熱證具。。又不止一證具。。太陽固欲停而不得。。少陽亦欲停而不得也。。設也三陽合病脈浮大。。上關上。。則三陽更難息肩。。安讓太陽獨有停息之便宜乎。。吾謂太陽少陽皆寂然而不動。。無太陽柴胡證可悟也。。柴胡證停便是少陽停。。少陽之停不可見。。太陽之停則可見。。因趺陽不停。。遂掩卻少陽之停故也。。少陽縱能停太陽之脈。。不能停陽明之脈。。陽明者胃脈也。。胃脈可以停乎哉。。從可知少陽卷入太陽之邪以自縛。。並卻邪之汗。。亦沒收入陽樞之中。。咎在陽樞轉入而不能轉出。。少陽方自顧之不暇。。遑暇活動太陽乎。。倘藉胃氣爲轉移。。非必蒸蒸而振。。卻發熱汗出而解也。。陽氣靜則愈覺毫毛之動。。必振慄汗出而解。。可想見其魄汗未至而邪先遁。。雖解病猶帶寒意。。而後先振慄。。後汗出也。。書但陽脈微者。。非僅見之詞。。乃微陽在微汗之中。。儼若胃氣載一陽之信息而來。。變見其寸口爲微綴之微。。陽樞業已轉出可知。。宜乎先汗出而邪在其後。。邪從汗解。。解於無形。。何振慄之有。。若但陰脈微者。。是陽樞更轉入一步。。類似一陽收歸於地下。。變見陰中初生之少陽。。則陰脈顯非微弱微細之比。。殆穀氣與餘邪分兩路。。下流者穀。。而入裏者邪。。足太陽又與微汗相得。。故微而不沈。。餘邪不與足太陽爲難。。故微而不浮也。。然則屬陽明而後汗出耶。。依稀之邪。。流散入胃。。安能發生陽明之外證。。陽明不受邪也。。脈微無寒熱。。非邪衰欲出而何。。曰下之而解。。毋庸議攻也。。經謂其滿三日者可泄而已。。就借用鬱冒之小柴。。未必不下。。若以爲僅得柴胡證之影子。。欲下之而始暢。。

太陽無行大小承氣之例。宜調胃承氣湯主之。下文可與調胃承氣湯。都以柴胡證爲張本。長沙意在筆先。連類而及於承氣。欲人熟籌於汗下之間。先懸一柴胡證於心目也。

太陽病。發熱汗出者。此爲營弱衛強。故使汗出。欲救邪風者。宜桂枝湯。

太陽病何以無惡風惡寒耶。不獨本證然。上文營氣和節。殆如脈法所謂風則傷衛矣。無惡風二字。且有汗出無發熱。衛氣不和節。亦類寒則傷營矣。無惡寒二字。僅有發熱及汗出。營氣不足節。則曰法當身疼痛而已。並發熱汗出證亦闕如。註家徒握傷衛傷營四字貫全篇。。則挂漏多矣。。毋寧指本節爲營衛俱傷。。猶有說也。。論內明點營字衛字僅四條。。其餘暗與營衛有關係者不多見。。誠以營衛傷則不能爲太陽之保障。。不啻長爲有病之太陽。。脈法俱傷證主骨節煩疼。。邪薄骨節可知。。本證則指之曰發熱汗出者。。兩證合爲一證。。非熱自熱而汗自汗也。。發熱者。。汗爲之。。汗出者。。熱爲之。。陽浮者安在。。陰弱者安在乎。。彼凡太陽病者。。有如是乎。。曰此爲營弱衛强。。營愈傷則愈弱。。衛愈傷則愈强。。有營弱。。則陰弱之權被其侵。。有衛强。。則陽浮之權被其奪。。並嗇嗇惡寒淅淅惡風之感覺。。亦坐忘於發熱汗出之中。。簡直是莫明其故之熱。。更莫明其故之汗。設也陽不密故汗不固。胡爲祇有發熱無惡寒。設也邪未衰故汗未止。胡爲僅有發熱無惡風。是汗出顯有使之出。不曰汗自出可見也。假令營衛効忠於太陽。則太陽使之汗則汗。不使之汗則不汗。無如營衛不爲太陽使。轉爲邪祟之傀儡。邪先使營弱。弱故犧牲其汗以助衛之强。邪復使衛强。强故犧牲其汗以助邪之熱。宜乎營衛與太陽則相失。與餘邪若相得。邪之所過。營爲之舍。邪之所合。衛爲之府。何難撲滅太陽乎。曰欲救邪風者。夫豈中人多死之邪風哉。靈樞雖謂之正風。抑亦與不正之風邪等。以其腠理開則衛氣應乃作。類似風無常府者然。衛氣既爲風邪所利用。太陽無屏藩矣。謂爲邪風作假屏藩可矣。在脈法曰當發其汗。長沙更鞭緊一層。以救太陽爲手眼。救太陽於邪風之中。如救人於水火之中。曰宜桂枝湯。吾知骨節之邪。亦被桂枝之化。卻從正道解也。此不過營衞狃於一偏耳。亦求救於桂枝。桂枝擔荷長沙之衣鉢。至是始交代矣乎。自此以下。桂枝之全神。已返收入長沙法眼中。翻出種種柴胡證矣。即代瀉心以解表。仍合柴胡以去外。見柴即見桂也。見桂即見麻也。麻主傷寒。桂主中風。麻桂主風寒之變。柴胡主麻桂之變而又變者也。

讀過傷寒論卷四太陽篇豁解終